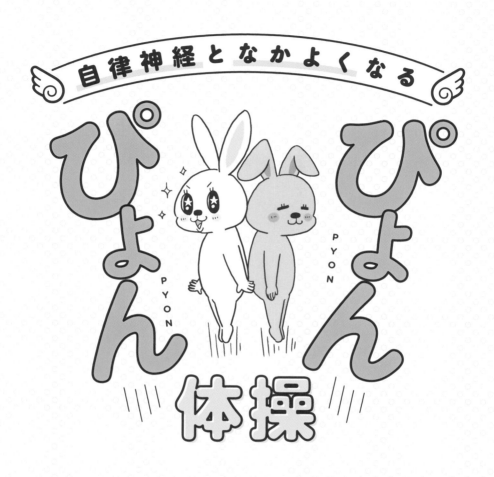

自律神経となかよくなる ぴょんぴょん体操

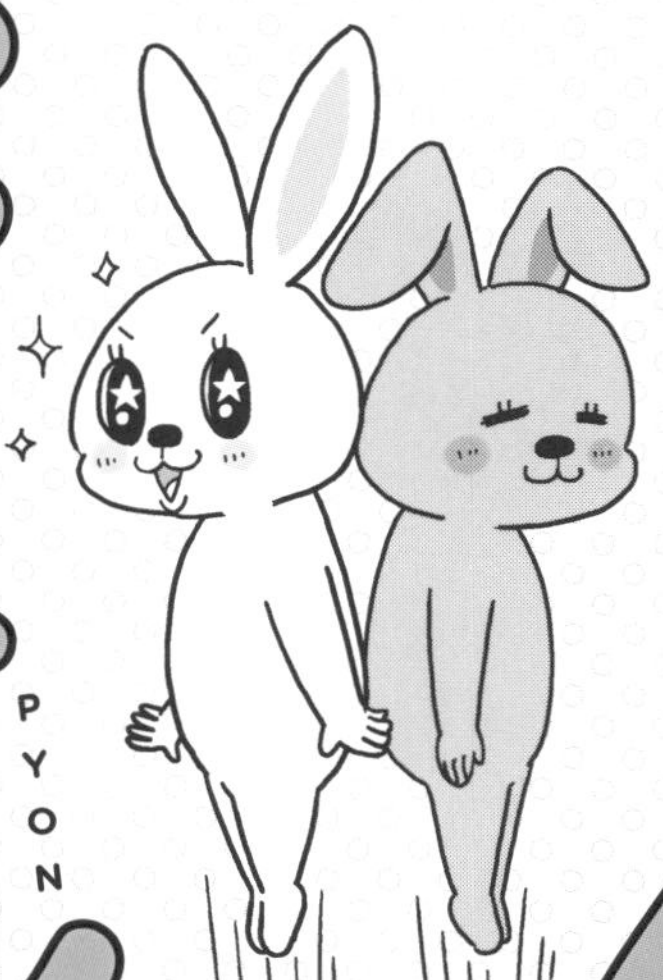

整体家「骨と筋」代表
宮腰圭

サンマーク出版

痛い、重い、だるい、かゆい、気持ち悪い
――不調を感じて病院に行き、
どれだけ精密な検査を受けても、
医師から「異常ありません」といわれる人が増えています。

急に不安になる、
イライラが止まらない、
憂鬱でしかたない、
物事が手につかず、上の空。
そんなメンタルの不安定に悩む人も急増しています。

あなたにも、そんな経験はありませんか?

こんにちは、
私は、東京四谷で
整体院「骨と筋」を運営している、
宮腰圭と申します。
ウサギ姿で失礼します。

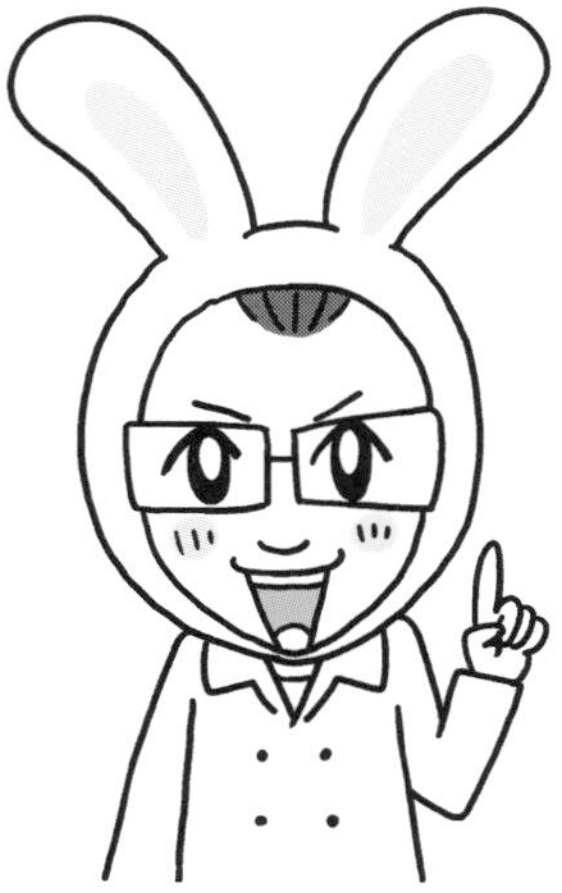

医師にも診断がつかない、
なぜだか治らない原因不明の不調やメンタル面での不安定さ。

それは多くの場合、

「自律神経の乱れ」

からくるものです。

長年の経験から導き出した
「自力で自律神経を整え、
からだとココロの不調を解決するメソッド」
――それが、この本でお伝えする
「ぴょんぴょん体操」
です。

その場で、1回1分間、跳ねるだけのカンタンメソッドでありながら、
これまで2000人の方々の自律神経の不調を改善させてきました。

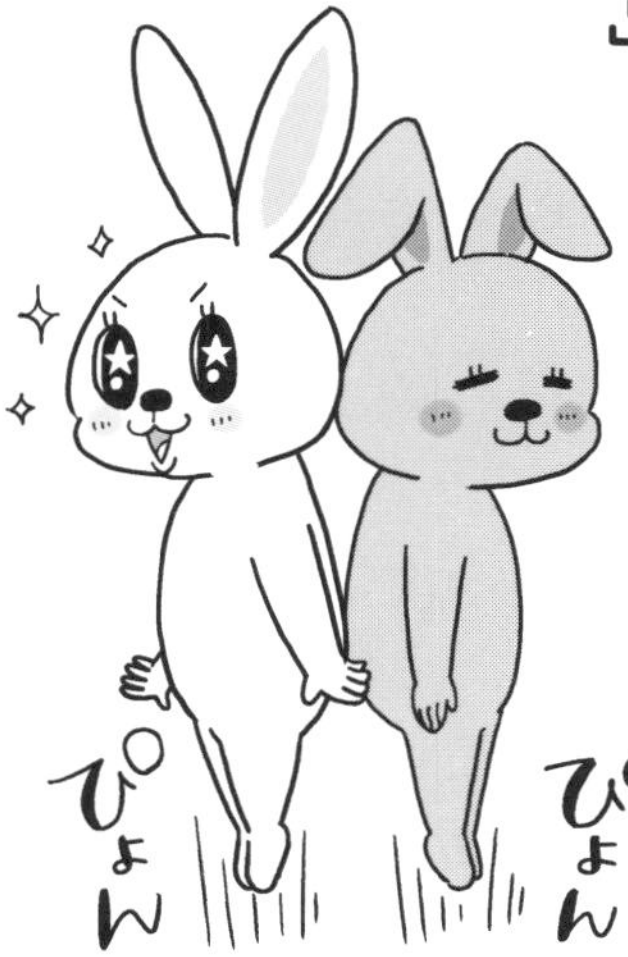

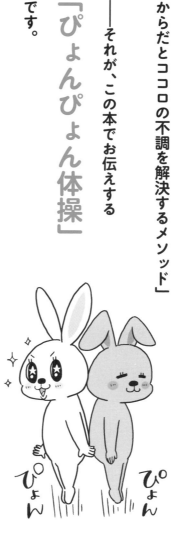

はじめに種明かしをしますと、
この体操のキモは、
跳ねる際に、「両足の向き」を
骨盤のゆがみに応じて変えること。
そのタイプは全6種。
あなたに合った「ぴょんぴょん体操」が
見つかります。

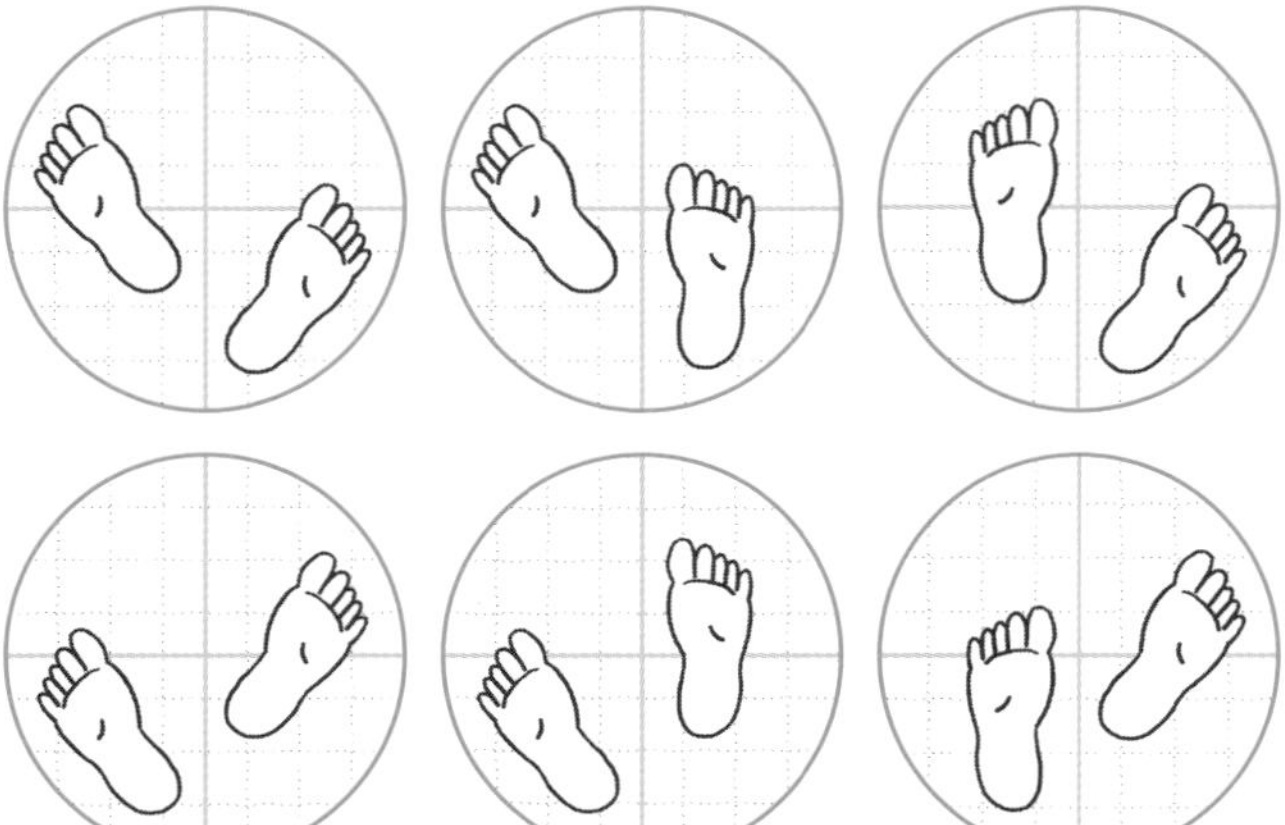

自律神経って、なんだかよくわからない。
そんな印象をお持ちの方も多いはず。
それもそのはず、自律神経は、
物理的な異常が画像には現れません。
病院では具体的な対処法や解消法が与えられることなく、
似たような薬を処方されるだけのくり返しになることも。
この本では、自律神経をなるべくシンプルに理解していただいて
自律神経を整えるためにやったらいいこと、
やめたほうがいいことをお伝えします。

ウサギのように、ぴょんぴょんと跳ねるだけ。
ひとつずつ、ココロとからだのおもりを外して、
軽やかに、楽しく、あなた自身と向き合ってまいりましょう。

登場人物紹介

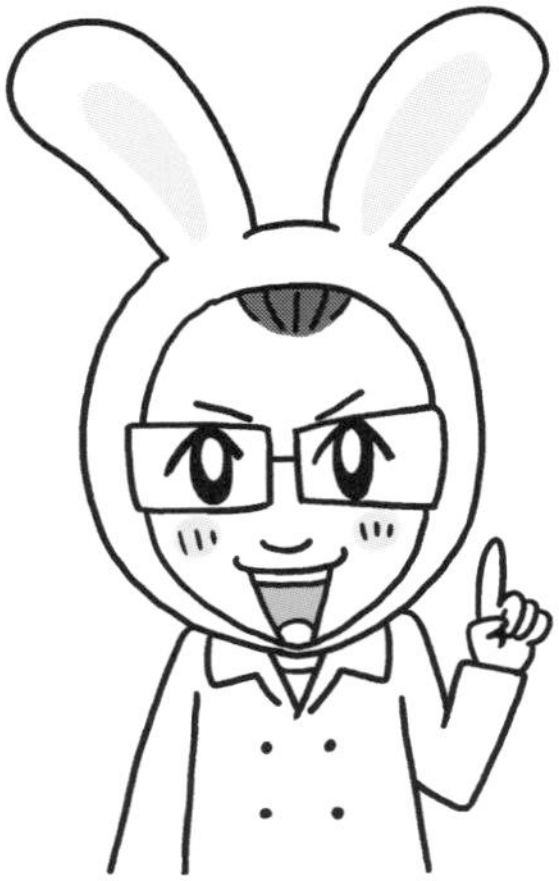

宮腰 圭　整体師

些細《ささい》なことに不安になったり、原因がわからないのにからだの異変や不調を感じるときには、多くの場合自律神経がバランスを崩しています。病院に行っても異常は確認されず、「原因は不明」もしくは「ストレスからでしょう」さらには「気にしすぎじゃないですか?」とまでいわれてしまうこともあります。

自律神経の乱れは、必ずしもストレスによるものとは限りません。というのも、自律神経は、0コンマレベルでの気温差や、気圧、湿度など、外界のさまざまな状況をも敏感に察知し、影響を受けてしまうもの。心理的なストレスだけが原因ではありません。自律神経は私たちのからだを24時間生かし続けてくれている生存装置のかなめです。一緒に自律神経のことを学び、交感神経・副交感神経と、もっともっとなかよくなりましょう。

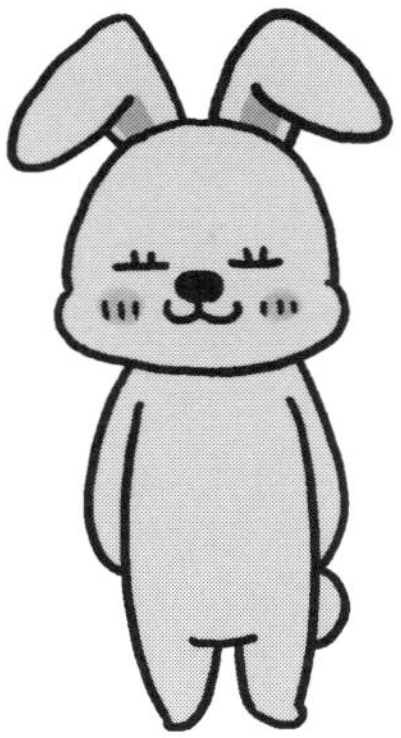

副交感神経ウサギ

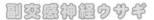

副交感神経ウサギです。僕は、ゆったり、のんびり、非活動状態のときに優位になっています。内臓の働きを活発化させ、からだのあちこちに起こる不具合を修復したりと、メンテナンスを行います。僕が働くことができなくなると、からだはもちろん、ココロの不調に陥りますが、僕ばかりが過度に働くと、からだがだる重く、社会生活には支障が出ることも。僕には、温かいお風呂やゆったりした時間が不可欠。

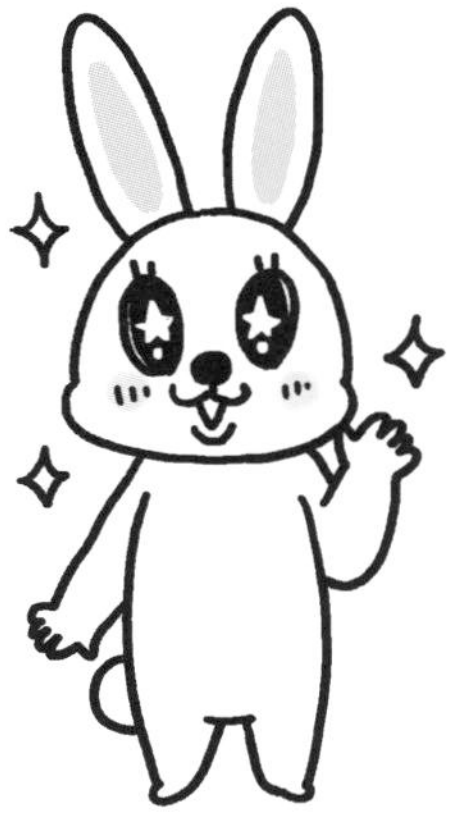

交感神経ウサギ

交感神経ウサギです。活動的、向上心、行動力など、動き回るときに優位になっているのが私です。私の活動があまりにも優位になりすぎてしまうと、イライラしたり、焦りが出たり、無性に不安になってしまったりします。何かに集中して取り組んだり、テンションを上げて臨む行動には不可欠。不調を察知することに気づかず働きつづけてしまうこともあるのが玉にキズ。

第1章 「自律神経」ってなあに？

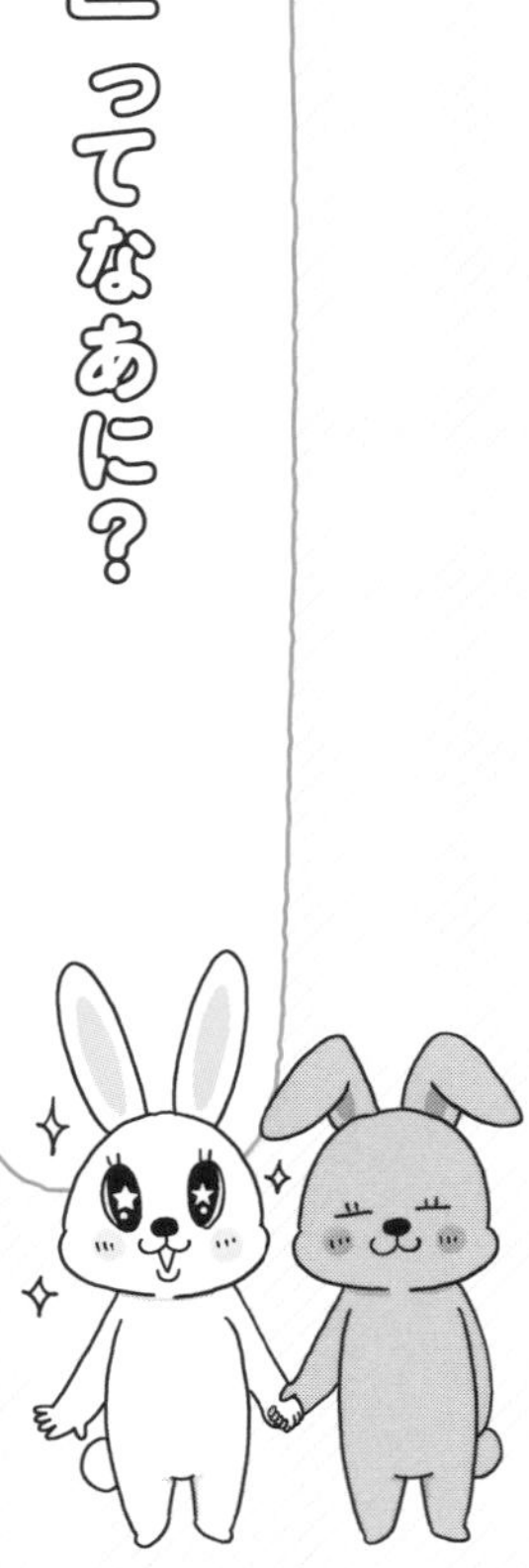

第2章 ストレスだけじゃない！自律神経を狂わす「黒幕」たち

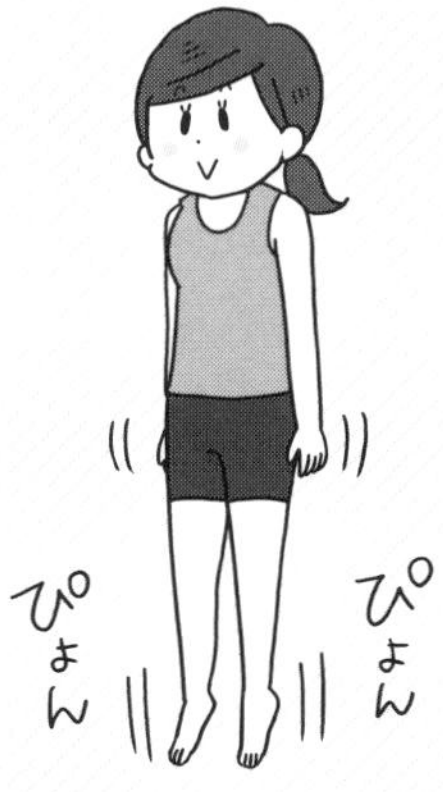
ぴょん
ぴょん

第3章
なぜ「ぴょんぴょん跳ねるだけ」で自律神経が整うの？

第4章
やってみよう、ぴょんぴょん体操

第5章

ぴょんぴょん体操で、もっとからだとなかよくなれる！

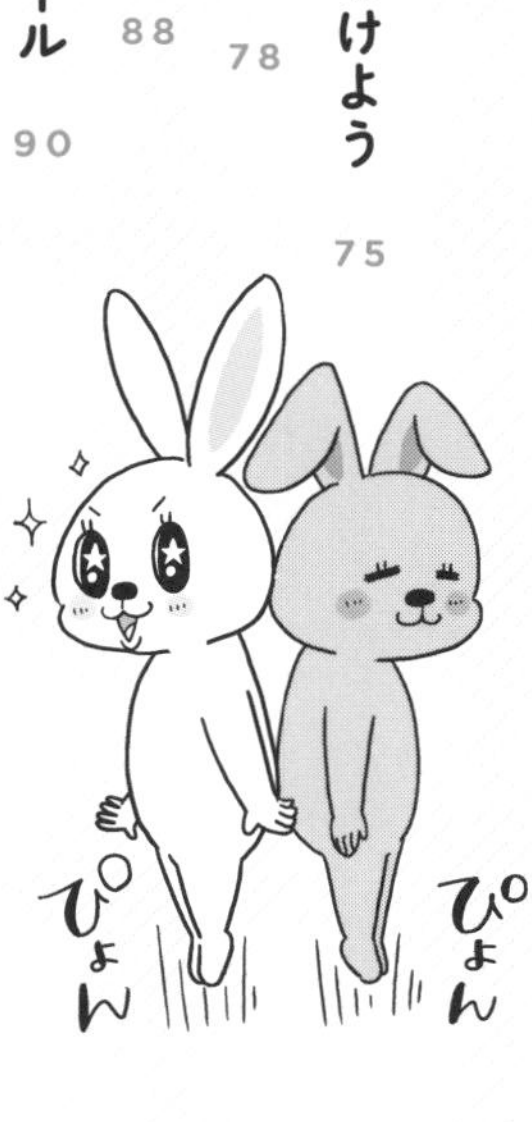

イラスト なとみみわ
デザイン 萩原弦一郎（256）
本文DTP 二階堂千秋（くまくま団）
編集協力 乙部美帆
編集 橋口英恵（サンマーク出版）

第1章

「自律神経」ってなあに？

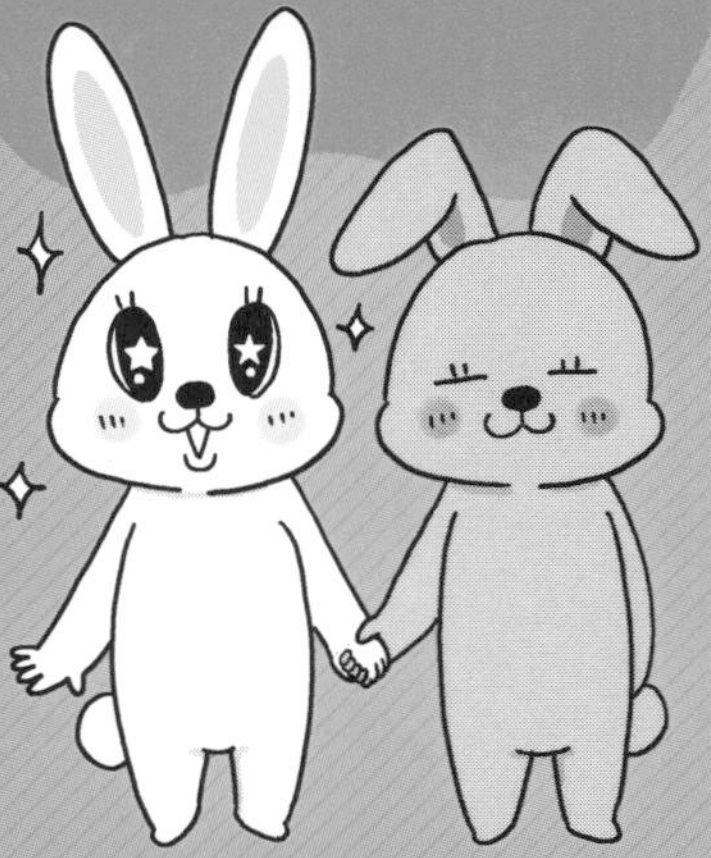

交感神経をカンタンに理解する

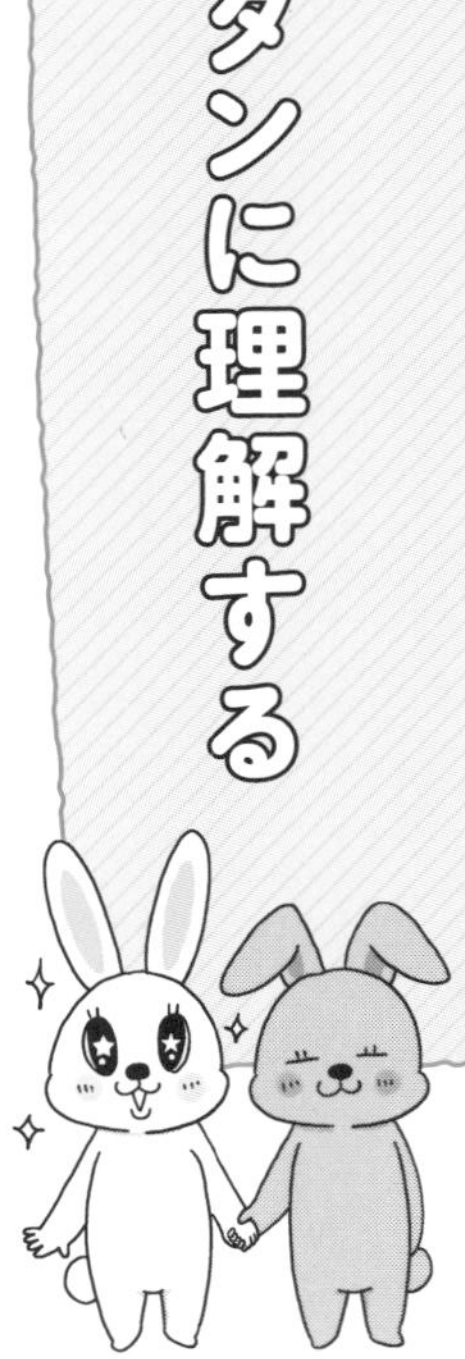

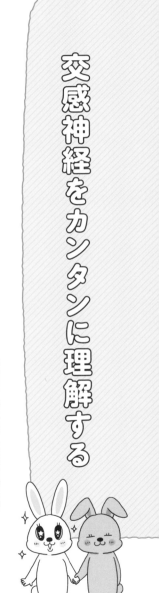

自律神経――それはオートマチックに働く、私たちのからだを「生かしてくれる」全自動式の神経です。

心臓、呼吸、内臓、排便、尿、汗、体温、血圧などを常に調節してくれて、生存本能をかなえてくれるこの神経は、勝手に呼吸をさせてくれて、勝手に消化機能を働かせてくれて、勝手に温度管理もしてくれます。とっても高性能でありがたい、でもときにちょっとやっかいな神経です。

自律神経は「交感神経」と「副交感神経」に分けられ、基本的に両者は拮抗《きっこう》（相手と反対の働きをすること）します。

例えるなら、ちょっとやんちゃでがむしゃらな亭主が交感神経だとすると、「縁の下の力持ち」または「内助の功」のような、まるで昭和の演歌に出てくるような、献身的な女房像が副交感神経ともいえます。

交感神経と副交感神経のそれぞれを、カンタンに理解してみましょう。

交感神経は、日中に働きやすい活動系の神経です。

主《あるじ》（あなた）はいま熱心に活動中だから、まさかこんなときに食事はしないだろう、ということで、唾液・消化液・胃・腸・膀胱《ぼうこう》などの働きを最小限にセーブします。

当然、交感神経の活動時にはおなかが減りませんし、うんちもおしっこも忘れています。「こんな忙しいときに！」と、便意や尿意が主にとって迷惑なことを交感神経はわかっているからです。

基本的に自律神経は、いつでも主の味方です。

交感神経の活動時には、呼吸がしやすいように気管支の幅を拡《ひろ》げ、活発な活動に必要な場所（脳・心臓・肺・運動系の筋肉・主要な太い血管など）を中心に血液を勢いよく回します。

しかしその代償として、胃腸などの消化器系の働きは抑制され、末端の細い血管は閉じられますので、日によっては胃がキリキリしたり便秘になったり、気がつくと手足が冷えていたりもします。

副交感神経をカンタンに理解する

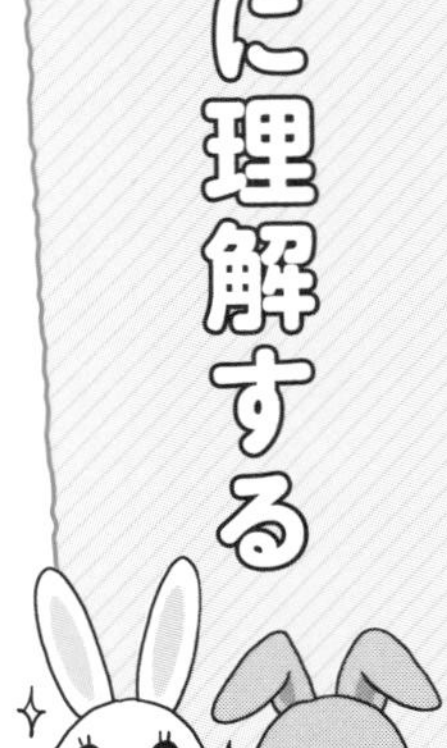

基本的に副交感神経は、交感神経とはすべて逆の働きをします。

日中に活動しやすい交感神経とは反対に、**副交感神経は、夕方以降に働きやすい休息系の神経です。**

大昔のわれわれの祖先を想像してみると、夜に家族と誰にも邪魔されない洞窟などで、ゆったりとリラックスして過ごしている状態です。

そのような場所であれば、猛獣や敵と遭遇することもありません。副交感神経が優位になっている主（あなた）はそろそろ食事をとるだろうと胃腸を働きやすくします。

もう狩りのような活発な活動はないだろうから血圧は下げよう、手足の末端にも血液をたくさん送って、今日発生した老廃物を回収させよう、気管支はもう狭くしても大丈夫だろう、汗を出してからだを冷やす必要もないだろう、免疫の働きを上げて明日の害になるものや、今日発生したがん細胞なども全部処分しよう——などと1日のリセットを始めます。

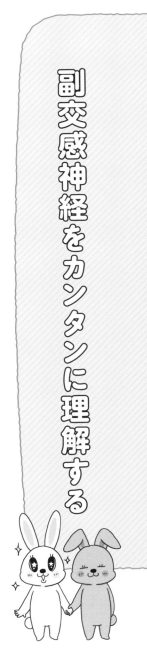

副交感神経が優位なときにはココロが落ち着き、警戒心も解き放たれている状態。安静時や食事以外ではほかに、睡眠も副交感神経の支配下です。

よく不眠症の人に、入眠予定時刻の3～4時間前からは、照明の明るさを落とすようにとアドバイスしますが、これは、われわれの祖先から受け継がれる古い遺伝子（洞窟で暮らしていたころの記憶）を甦らせ、副交感神経が働きやすくなることに期待しているのです。

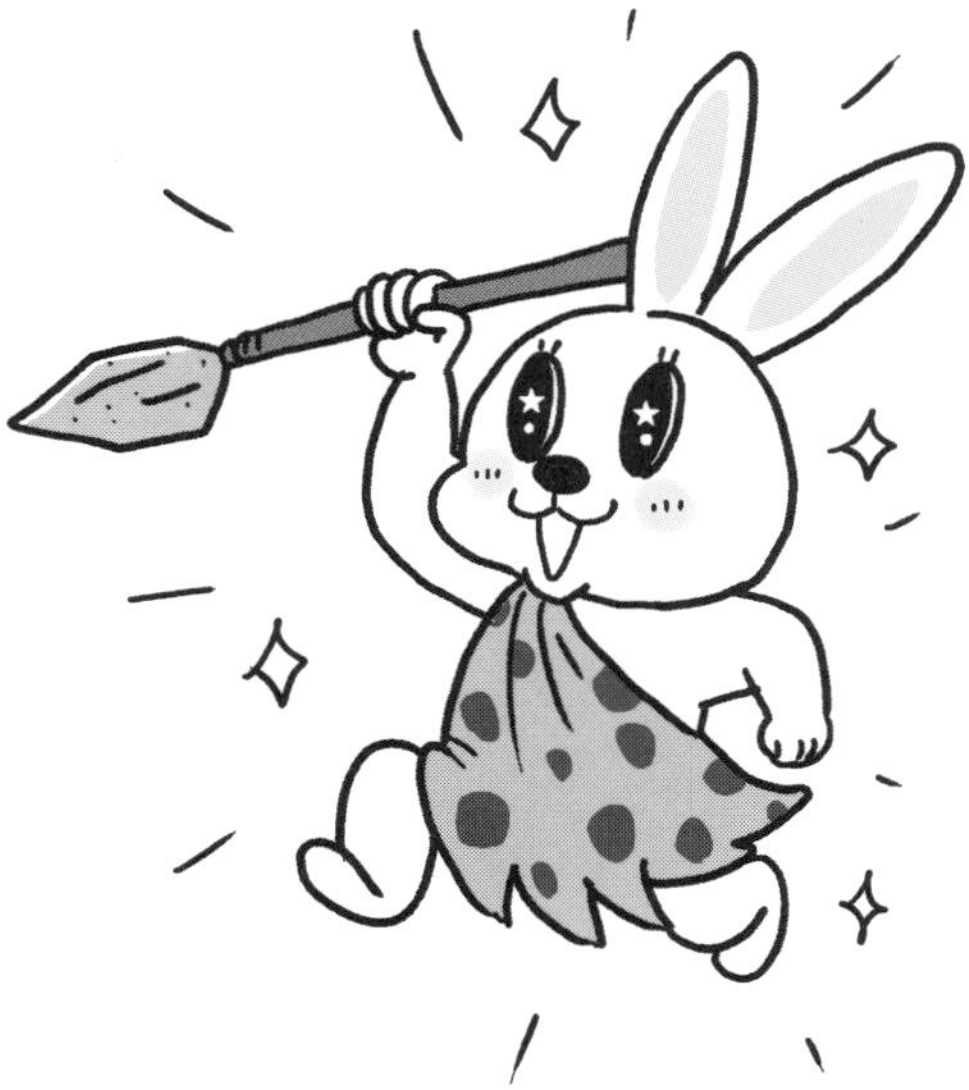

交感神経が優位に働くとこうなる

- □目がぱっちり覚める
- □頭が冴える
- □やる気が出る
- □心臓の鼓動が速くなる
- □血圧が上がる
- □気持ちが焦る
- □イライラしやすい
- □怒りやすい
- □緊張する
- □手足が冷たくなる
- □食欲は低下する
- □内臓は消化に向けて働かない
- □尿意や便意が起こらない

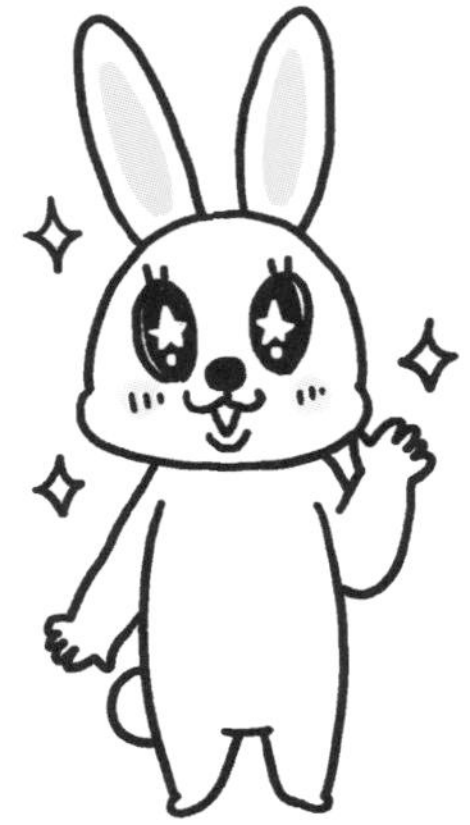

副交感神経が優位に働くとこうなる

- □ 安心する
- □ 気持ちが落ち着く
- □ 心臓の鼓動が遅くなる
- □ リラックスできる
- □ 手足が温かくなる
- □ 優しくなれる
- □ 食欲がわく
- □ 目を閉じると眠れる
- □ 尿意・便意をもよおす
- □ 消化力が高まる
- □ 免疫力が高まる

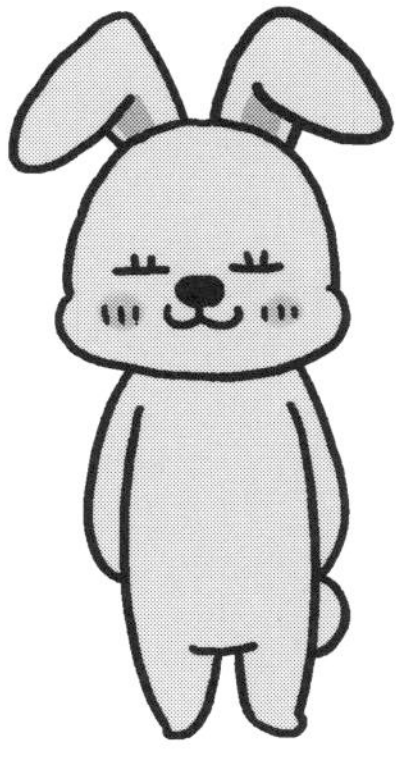

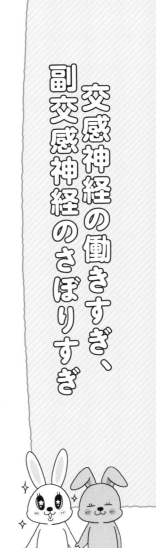

交感神経の働きすぎ、副交感神経のさぼりすぎ

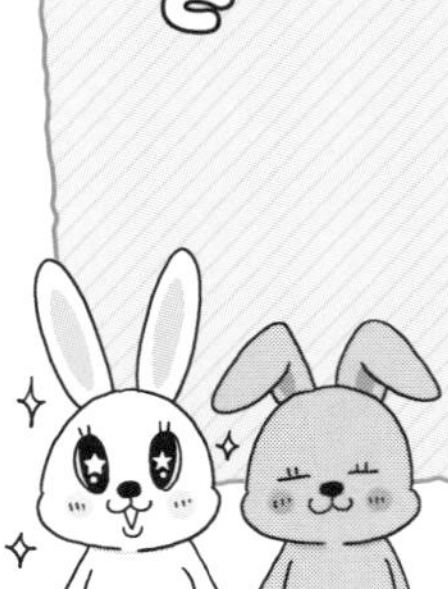

人前で恥ずかしい思いをしたとき、「赤くなるな！」と思っても顔は勝手に赤くなりますし、自己紹介やプレゼンなどで「落ち着け！」といくら自分に言い聞かせても、緊張や興奮によって心臓はバクバクしますし、自分の意志や気合いでは手の震えも止められないものです。

恐怖や緊張は血圧を上昇させ、心臓の鼓動が速くなったり口が渇いたり、手のひらに大量の汗をかいたりします。

これらは交感神経が強く働いているときに起こる典型的な現象で、猿人からのDNAが現代人にもまだ残っている証拠でもあります。

心臓の鼓動は素早く相手から逃げられるように、手のひらの汗は敵の種族やマンモスなどと戦うとき、槍《やり》や武器などが滑らないように出ているのです。

現代において生死に関わる狩りのような場面はなくとも、取引先や社内でのプレゼン、人前での自己紹介などで味わう恐怖や緊張も、太古の昔の狩り同様、交感神経が優位な状態になっています。苦手な人がいる職場、焦りや恐怖に満ちた環境などでも、人の自律神経は交感神経が優位に傾いてしまいます。

そもそも覚えておいてほしいのが、交感神経は本来、狩りなどで「瞬間的に」使われるべきものだということ。長時間使える仕様にはなっていないのです。

交感神経が長い時間にわたって優位に立ってしまうと、からだにはさまざまな不具合が生じてしまいます。それが俗にいう「自律神経が乱れる」という状態のひとつです。

自律神経が乱れた状態というのは、多くの場合が、

「交感神経が働きすぎている」

あるいは

「副交感神経が働きにくくなっている」

のどちらかの状態が多いものです。

ですから、自律神経の乱れを改善するというときには、**「働きすぎの交感神経を落ち着かせて」「副交感神経の働きをより活性化する」**方法がとられます。

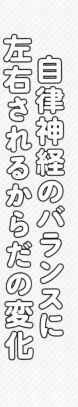

自律神経のバランスに左右されるからだの変化

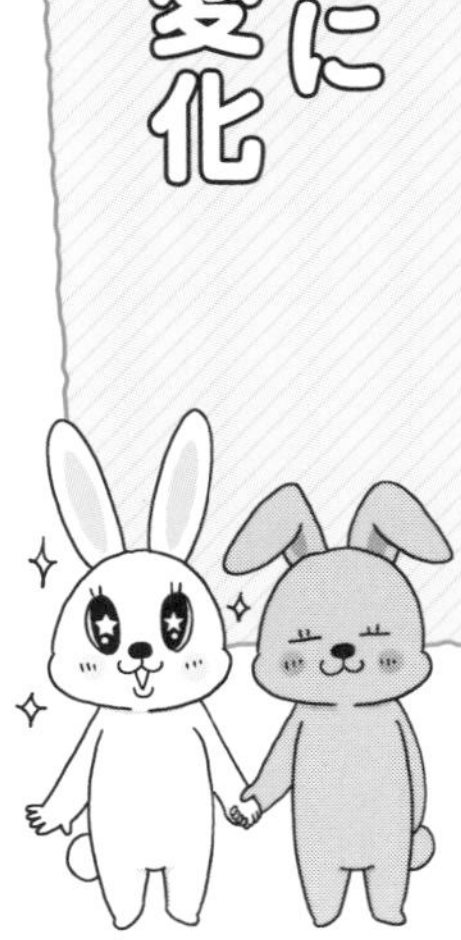

交感神経が働きすぎていると、常に焦りや緊張を感じ、全身の筋肉や血管が必要以上に収縮し、肩がこったり頻繁に頭痛が起きたりします。

胸が圧迫されるように苦しくなったり、のどが締めつけられる、口が渇く、胃が痛いなど、内臓に関わる症状や、思考がまとまらない、寝つきが悪いなど、心身があまり休めない状態が続きます。

また副交感神経が働きにくくなっていると、やたらと目が乾いたり、常に便秘であったり、理由もなくイライラしたり生理痛に悩まされたりもします。

ほかにも、風邪をひきやすかったり、吹き出物が治りにくかったり、冷え性や足のむくみによる循環不良や、低体温による「冷え体質」が改善されない例も数多く見られます。

交感神経が優位になるのは、社会、公共の場、会社、学校、緊張を感じる上司、苦手な友達、競争、対立、締め切りなどでの焦燥、将来への過剰な不安、周囲の期待に対するプレッシャー、家庭内外での緊張を有する人間関係の中にいるときなどです。

安心できる家庭ならばリラックスできますが、家の中でも常に焦燥感に駆られ、先のことを心配ばかりしていると、交感神経が過緊張を起こします。

同居人とのトラブルや家庭不和がある場合は、日中の会社や学校だけならまだしも、家に帰ってからも常に緊張が続いてしまい、自律神経が長時間にわたり交感神経優位に傾いたままとなり、からだとココロに多大な負担がかかることになります。

また交感神経が過剰に使われることは、免疫系の働きにも大きな影響を及ぼしてしまいます。 強い緊張や恐怖に支配されている日常を長く続けることで、自己免疫疾患やがん、各種ウィルス感染や、その他あらゆる病気へと進行することもあります。ストレスがたまっているだけ、と軽く考えていると取り返しのつかないことになる場合もあるので注意が必要です。

交感神経と副交感神経は「シーソー」ではなく「切り替えレバー」

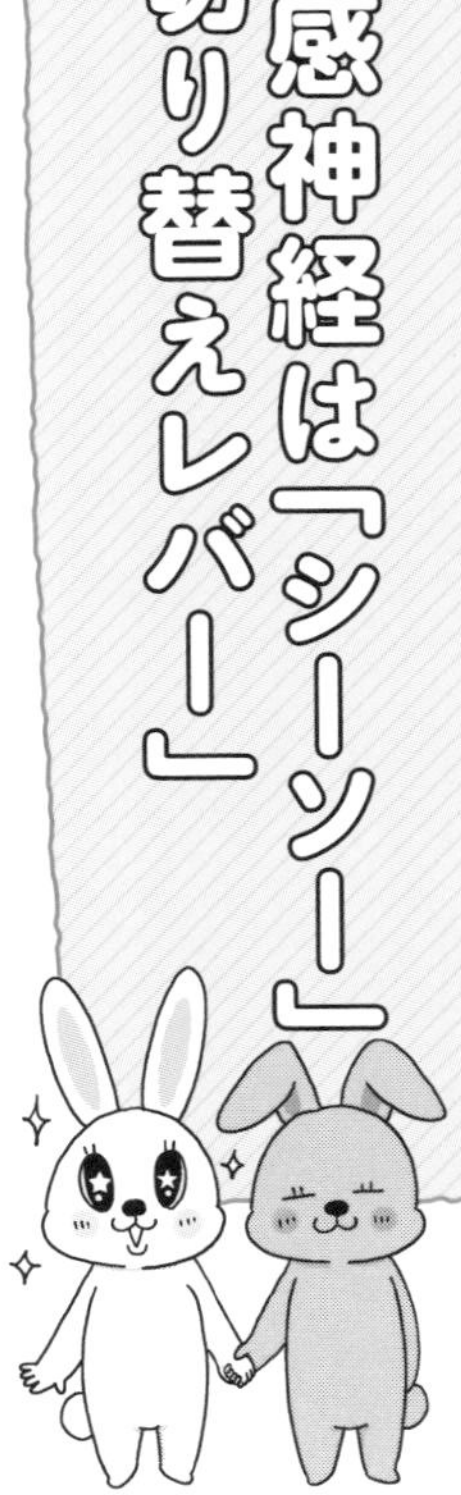

交感神経と副交感神経。ここまでの話では、どうにもこうにも交感神経が悪者のように感じる方もいるかもしれませんね。

でも、交感神経と副交感神経とは、拮抗的、すなわち、双方正反対の作用があるもので、どちらのほうがいい、悪いというものではありません。

バランスを取る、という表現をしますが、私がお伝えしたい、自律神経の正しい整え方とは、シーソーが釣り合っている状態のように「どちらもほどほどに働く」という意味とは少し違います。

交感神経も、副交感神経も、どちらも必要なときに「しっかり高い活動量が働く」ということです。

どちらも低い活動量しか出ずに「釣り合っている」状態にあると、「調子がいいんだか悪いんだかわからないけど」「これ以上できる気もしないし」「このままでもいいかな」と、ただただ無難に日々を過ごすという意識になりがちです。

交感神経優位とは、人生へのモチベーションが上がり、「さぁ、やるぞ！」という状態。人が前向きに何かを成し遂げようとするときには、一気に交感神経優位に「入《はい》れる」ことが必要です。

一方で、リラックスするときには、しっかりとリラックス状態に入れるよう副交感神経がＯＮになる。

レバーが一気にＯＮになったり、ＯＦＦになったりといった「切り替え」こそ、自律神経の特性を最大限活《い》かすためには必要です。

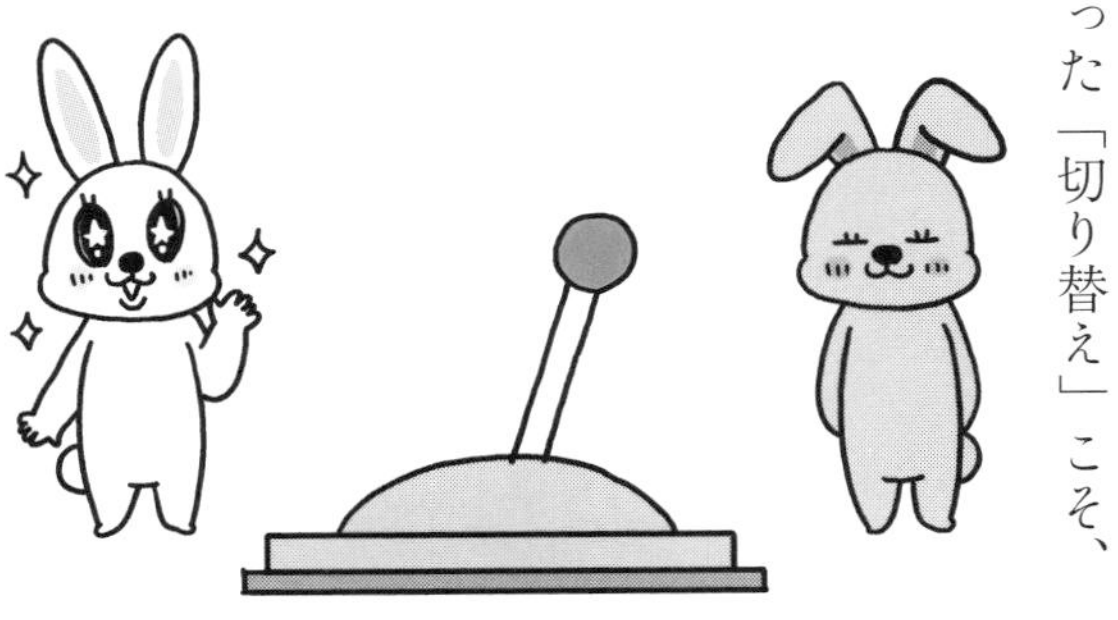

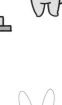

交感神経
副交感神経
どっちも
働くのが◎

交感神経ばかりが働く

- イライラしがち
- 不安に苛《さいな》まれる
- 緊張・焦燥状態

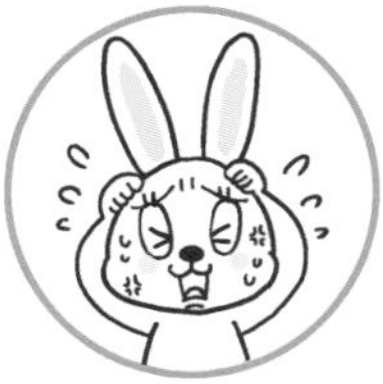

交感神経・副交感神経ともに働く

- 快活に動ける
- リラックス
- ココロもからだも調子いい！

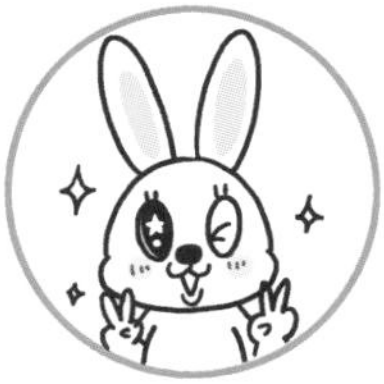

交感神経・副交感神経ともにあまり働かない

- 心身ともにリラックスもしきれていない
- やるべきことがあっても、パッと行動できない

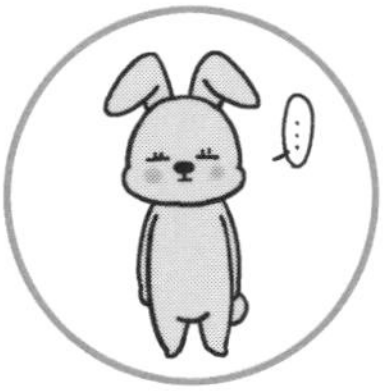

副交感神経ばかりが働く

- やる気が起きない
- だるくひたすら眠い
- 無気力
- 免疫系・身体機能に問題はなく健康状態は良い

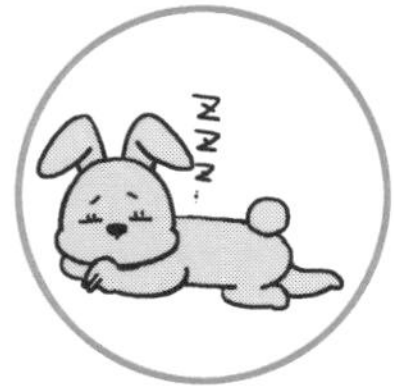

第2章

ストレスだけじゃない！自律神経を狂わす「黒幕」たち

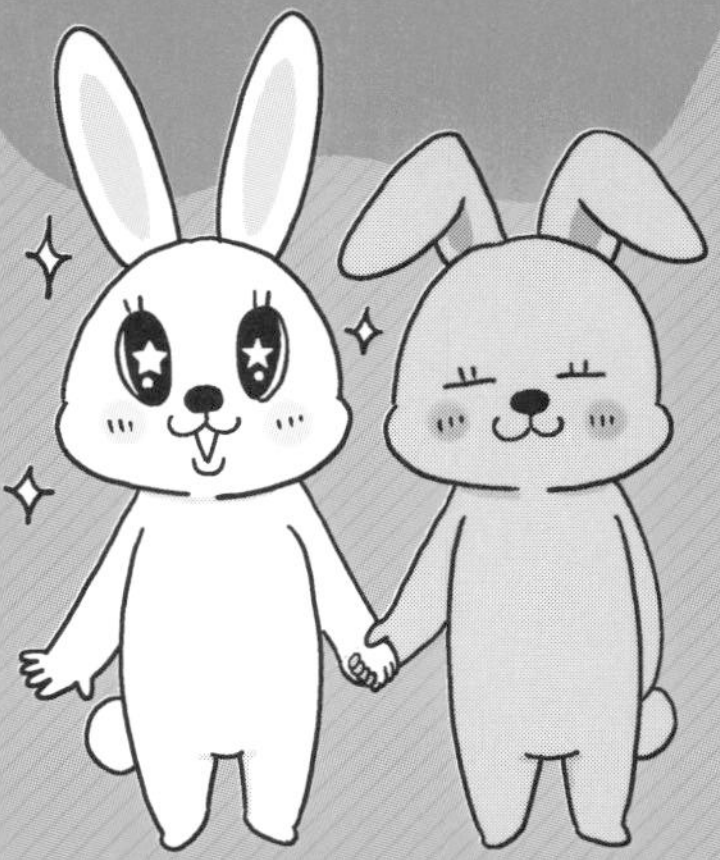

ストレスがない人でも、こうして自律神経は狂っていく

自律神経の不調と聞くと、まずはストレスが原因と思う方もいらっしゃることでしょう。もちろん、原因のうち、その多くはストレスによるものです。ですが、すべてではありません。

むしろ、最近よく見るのが、ストレス以外が原因で引き起こされる自律神経の乱れです。**とくに精神的ストレスや、直面している問題などがなくても、物理的な原因によって、自律神経は乱れるということを覚えておいていただきたいと思います。**

思い当たるストレスがなかったとしても、「これまでと違って不調」とか「思い当たる節がないのに円形脱毛症になっていた」「なんとなくいつも体調が悪い」「肩こりが運動しても一向によくならない」といったときには、ここでご紹介する「黒幕」を探ってみてください。

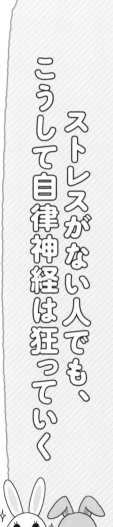

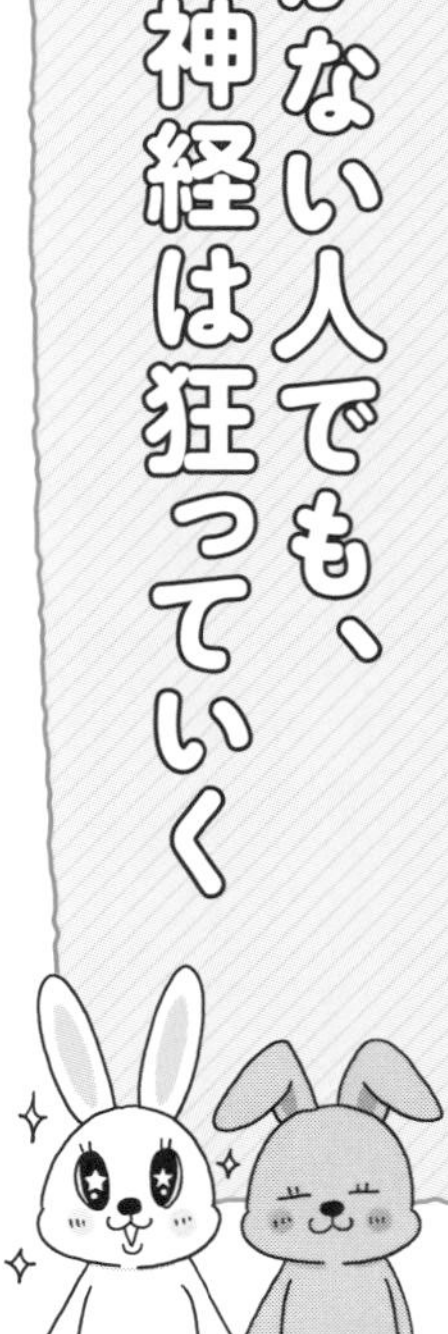

自律神経を狂わす黒幕たち

❶人工的な冷え
必要以上にからだが冷やされる、人工的冷えによるもの。

❷気圧
地球温暖化による異常な暑さと、急激な気圧の変化による自律神経の混乱によるもの。

❸目からの刺激
深夜営業店舗の照明などによる視界からの刺激によるもの。

❹筋力不足
必要以上に便利になりすぎたことによる、慢性的な運動不足と筋力低下によるもの。

❺長時間労働
過重労働による不規則な生活によって、交感神経の緊張が異常に続くことによるもの。

❻歯の食いしばり
無意識に歯を食いしばることで、筋肉の過緊張の信号が脳に届き、交感神経優位の状態に。

❼早食い
本来、貴重な「副交感神経優位」状態になるはずの食事タイムが、慌ただしさにより交感神経優位状態に。

❽女性ホルモン
妊娠出産、更年期など、ホルモンの変調や体質の変化によるもの。

❾ストレス
自覚のあるストレスのほか、意外な「ハッピーストレス」によるものも。

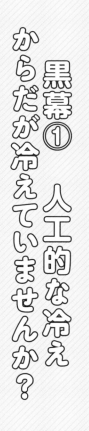

黒幕① 人工的な冷え
からだが冷えていませんか？

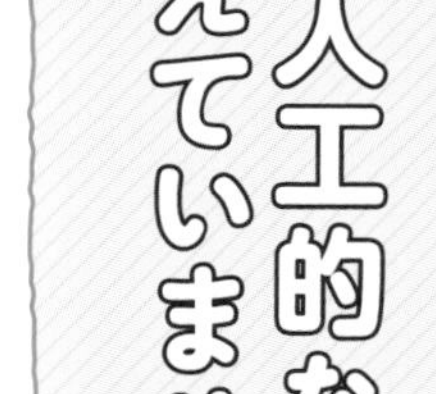

すべての血管は自律神経によって支配されています。

たとえばそこが後頭部であっても、肺であっても、肛門であっても、脳であっても、基本的には、自律神経の指令により、それぞれの場所には適切な量の血液が送られています。

なぜなら、人間の血液量は一定に保たれているため（体重の約13分の1、体重60kgの人で約4・5リットル＝一升瓶約2本半）、それぞれの状況を的確に把握し、全身の血管を拡《ひろ》げたり縮めたりして、各所の血流を調整する必要があるからです。

たとえば冷え性が自律神経と深い関わりを持っていることは、すでに多くの人がご存じだと思います。

冷え性は病気ではありませんが、あらゆる対処法などを駆使しても、なかなか改善させることのできない、治しにくい症候のひとつです。

しかし自律神経のメカニズムから考えると、外気が寒い冬などに手足の末端が冷えるのは当然のこと。

なぜなら自律神経は、失っても生命に影響のない手足よりも、脳や命に関わる内臓のほうへ優先的に血液を集めるからです。外が寒いときには、交感神経を優位にして、体内の熱を外へ逃がさないようにします。

逆に外気の暑い夏は、体内の熱を外へ逃がすために、末端の血管は開くように設定されています。暑いときには、副交感神経が優位になるのです。

しかしそこで屋外から急に冷房の効いた室内に入るとどうでしょう。

脳は「暑い」と「寒い」のどちらを優先させて設定すべきか迷ってしまうため、自律神経には混乱が生じます。

とくに女性の場合、冷房などで外から人工的に冷やされると、手足末端の血管が収縮しやすくなり、冷え性だけでなく足や顔のむくみなどにも悩まされます。

また女性は男性に比べて、腕や足の筋力が少ないため、筋肉内で熱を産生する力も弱いことから、構造的に男性より「冷え」に弱いといえます。

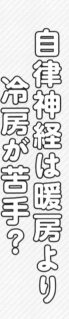

自律神経は暖房より冷房が苦手？

では、寒い屋外から暖房の効いた室内に入るとどうでしょうか。このとき、自律神経はあまり乱れることはありません。

その理由は2つありますが、まず人間は20万年以上も前から「火」を使って暮らしています。極寒の冬は火をおこして暖をとってきた人間のＤＮＡ（過去の記憶）からしてみれば、外から暖められることには「慣れている」といえるでしょう。

もうひとつの理由は、基本的に、**自律神経は「副交感神経優位」の状態から「交感神経優位」の状態への移行によって乱れが起きるものだからです。**つまり、「暖かい」から「寒い」への移行では乱れてしまいがちな自律神経も、「寒い（交感神経優位）」から「暖かい（副交感神経優位）」への移行は、逆に安定するように、最初からプログラムされているからです。

そもそも冷房の歴史は、とくに日本で一般的に普及してからは、まだたったの30～40年しか経っていません。人工的に「冷やされる」ことに対して、自律神経がまだま

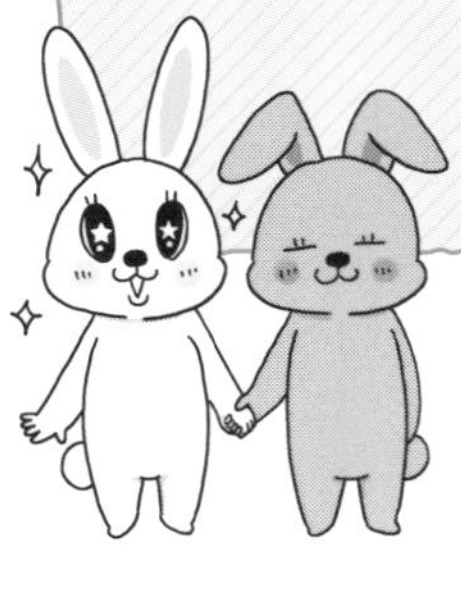

だうまく適応できないというのは、当然といえば当然のことなのです。

寒さで交感神経が刺激されると、末端の血管が収縮し、ストレスや不安を感じやすくなる反面、多くの人は活動的になります。私たちが住む日本を含め、北半球の上側に位置する気候では、交感神経が刺激されやすいといえます。

逆に赤道直下に位置する国などは、暑さで副交感神経が刺激されることにより、末端の血管が拡張し、リラックス・休息モードに入るため、活発な活動にはあまり適しません。

われわれがイメージする南国の人々というのは、のんびり・急がない・あくせくしない・競わないといった休息・リラックスモードですが、その固定観念もあながち間違っていないのかもしれませんね。

やはり南国の人々は、気候的に副交感神経が優位になりやすいことから、そのような方向性（生き方）になっていくのが自然なのでしょう。赤道に近い南国に発展途上国が多かった理由は、自律神経のメカニズムからなるものだった？　といっても過言ではないのかもしれません。

黒幕② 気圧

小さな変化で自律神経は混乱する

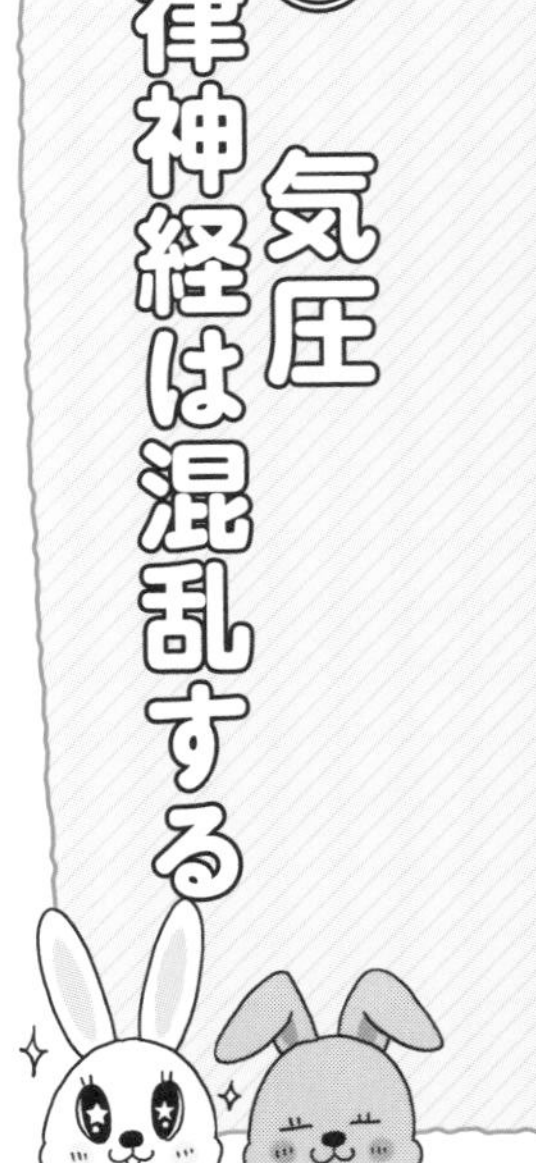

たったの10年前から比較してみても、明らかに夏が暑かったり、熱帯性のゲリラ豪雨や雨量の多い長雨が、日本には数多く発生するようになりました。

雨が降っていて気圧が低いということは、空気が上に昇っている状態ですから、その上昇力にともなって、地上の空気もほんのわずかですが薄くなります。

これが逆に高気圧であった場合には、気流が下降しますから、空気が上から下に向かっていることから、地上の空気もほんのわずかですが濃くなります。

自律神経は、呼吸によって酸素の量が少ないことを察知すると、血管を拡張し、より多くの酸素を取り込む工夫をします。 ですから、低気圧になると自律神経は活発・活動系の交感神経ではなく、休息・安静系の副交感神経に入るのが正常です。

天気の悪い日が多いと、だるさが続いたりやる気が起きなくなるのはそのせいです。当たり前のような話ですが、天気がいいと元気が出て、天気が悪いと元気が出ないのは、自律神経のしくみから見ても正常なことなのです。

上空
地上
①低気圧で
空気が上昇することで
地上の空気が
少し薄くなる。すると…
ON!
②自律神経がそれを
察知して副交感神経
へレバーを入れる
③お休み
モードに入る
zzz…

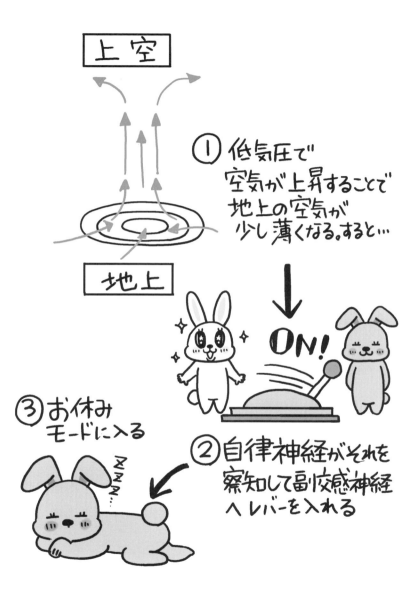

低気圧が近づいてくると「関節が痛くなる」「過去の手術跡がうずく」「肩こりや頭痛などが始まる」といった、いわゆる「気象病」を訴える人の来院が多くなります。

ほかにも呼吸が苦しくなったり、1日を通して憂鬱さを感じてしまうなど、メンタルのほうに影響が出やすい人も数多くいます。

最近よく耳にするようになった気象病に関しては、いまだに原因は不明とされながらも、発生の根源自体は自律神経の失調であることが報告されています。またこれら気象病の多くは、低気圧のど真ん中ではなく、気圧が急激に下がる「接近時」に発生しやすい傾向があるようです。

とくに最近のような、熱帯性のゲリラ豪雨や急激な気圧の変化に、日本人はあまり慣れていません。ここ7~8年で自律神経の不調を訴える人が増えたのも、そういった気候の変化が関係しているのかもしれません。

自律神経は、耳にかかる圧力の変化で今いる場所の気圧を測っていたり、耳の奥にある水（リンパ液）の流れに作用することで、めまいや耳鳴りなどを強めたり弱めたりすることもあります。

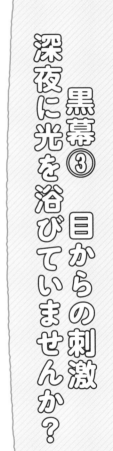

黒幕③ 目からの刺激 深夜に光を浴びていませんか？

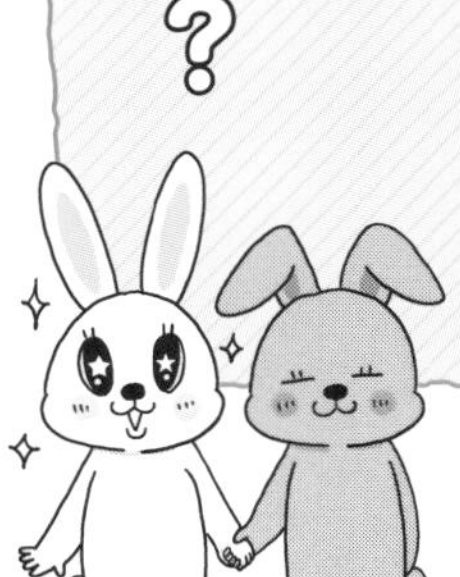

耳で気圧の変化を感じとることで、めまいや耳鳴りにつながるほか、私たちの「目」も、自律神経に作用しうる刺激を受け取っています。

「太陽が出ていなくて外が暗いな」

↓

「もしかして悪天候なのだろうか」

↓

「気圧も低いのではないか」

↓

「じゃあ、副交感神経優位にスイッチを入れよう」

などと、私たちのからだは、目で見た視覚から送られてくる情報も、そのときの気圧や時間帯などの判断材料にしています。

しかし、撮影スタジオやステージなど、強い光（照明）がたくさんある場では、外が暗くても雨でも、低気圧でも深夜でも、交感神経が刺激され活発になります。

本来は副交感神経が優位であるべき深夜に、強烈な光が目に入ることによって交感神経を駆使していると、自律神経を狂わせることにつながります。芸能人の方で自律神経のバランスを崩す例をよく見ますが、生活が不規則なことにくわえて、こういった照明などの視界からくる刺激も影響しているのでしょう。

農村地区よりも都市部で暮らしている人に、自律神経を患う人の割合が多いのも、同じく光（照明）の影響によるものと考えられます。たくさんの街灯や、24時間営業の店舗数も多いことなどから、受動的に夜でも交感神経が刺激されやすい状態になっています。

目からの刺激により、サーカディアンリズム（生体リズム）のシステムが昼と夜のどちらに順応させるべきか迷うことが多くなるため、自律神経のバランスも乱れやすくなります。

仕事も遊びも暮らしも、特殊な業種でない人までもが、夜中まで活動できるようになったのは、本当につい最近のことです。

世界各国、先進国の都市部でさえも40〜50年前までは、深夜に営業する店も働く人も、ほとんどいませんでした。しかし現在では、多くのシステムが24時間体制になったことによって、それを管理する業務、それに携わる人と仕事も必然的に増え、昭和とは比較にならないほど、過重労働や不規則な生活をする人が増えました。

わずかここ40、50年の間に、われわれは、いま人類の歴史上初めての体験——つまり、自律神経のシステムに逆らう行為というものを試みている状態だといえるのです。

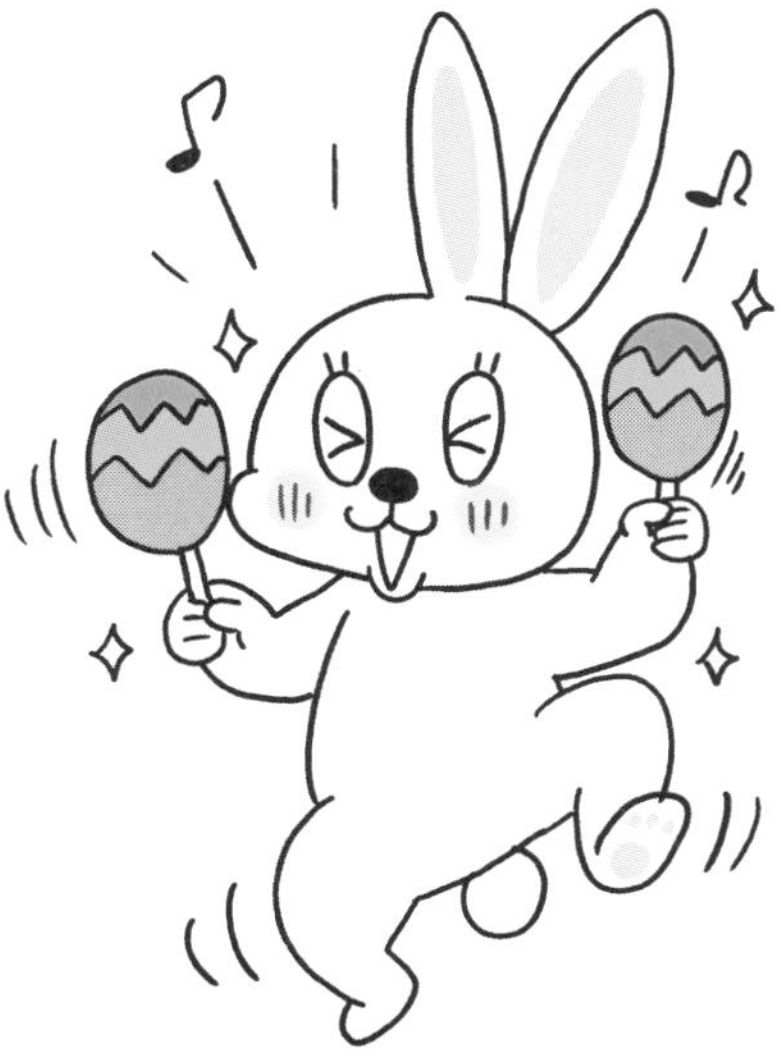

黒幕④ 筋力不足
足とおなかにご用心

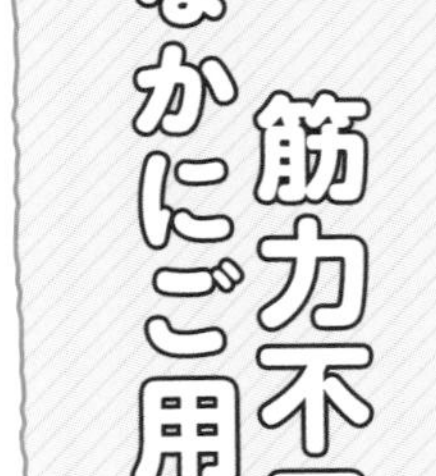

耳からの刺激、そして目からの刺激のほか、筋力不足でも、容易に自律神経の乱れが引き起こされてしまいます。

肥満によって増えた自分の体重によって、ふくらはぎが常に圧縮された状態になっていると、腓《ひ》腹筋《ふくきん》による循環作用が悪くなり、血液とリンパ液が上に戻りにくくなります。それにくわえて、歩かない・動かさないなど、過度の運動不足になると、ふくらはぎの筋肉は硬くなり、柔軟性もなくなることから、足の血液とリンパ液はさらに流れなくなってしまいます。

また、足の筋肉だけではありません。横隔膜《おうかくまく》の筋力低下で、自律神経の乱れが引き起こされることがあります。

横隔膜は呼吸に使われる筋肉で、自律神経に大きく関わっています。

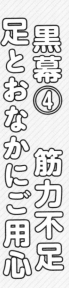

呼吸のしくみを細かく分解してみると、息を吸うときは外肋間筋《がいろっかんきん》というアバラの筋肉を使います。外肋間筋を動かしているのは交感神経で、息を吸っているときには交

感神経が優位になります。

息を吐くときに使われるのは横隔膜です。焼肉でいえばハラミの部位。横隔膜を動かしているのは副交感神経で、息を吐いているときには副交感神経が優位になります。

普段から呼吸が浅い人、気がつくと呼吸を止めている人、虫のような息でパソコンを操作している人などは、横隔膜の筋力が低下している人です。

横隔膜に関わる神経は、横隔神経《おうかくしんけい》といって首の第3~5頸椎《けいつい》から出ている神経のほかに、迷走神経《めいそうしんけい》という延髄《えんずい》から出ている副交感神経の「大ボス」が支配しています。

その横隔膜が大きく動くと、迷走神経を介して副交感神経が刺激されます。

横隔膜の筋力が低下していると、副交感神経にスイッチが入りにくくなります。

横隔膜の筋力をアップさせることで、呼吸のときに横隔膜の中を貫通している迷走神経を、お寺の鐘を鳴らすように大きく揺さぶることができれば、迷走神経から逆行的にアプローチされることで、結果的に副交感神経が刺激され、自律神経のバランスも整いやすくなります。

カンタンにいってしまえば、自律神経を整えるためには、意識的に吐くほうを長め

にすることで横隔膜の筋力アップをはかることが効果的です。さらに、息を吸うときでも吐くときでも、おなか（横隔膜）を意識して、大きく前後に動かすこと。

これによって、副交感神経が刺激され、横隔膜の筋力が鍛えられます。

横隔膜の筋力アップで、さらに副交感神経も働きやすくなり、自律神経のバランスが整います。

黒幕⑤ 長時間労働「リア充」の陰で泣く自律神経

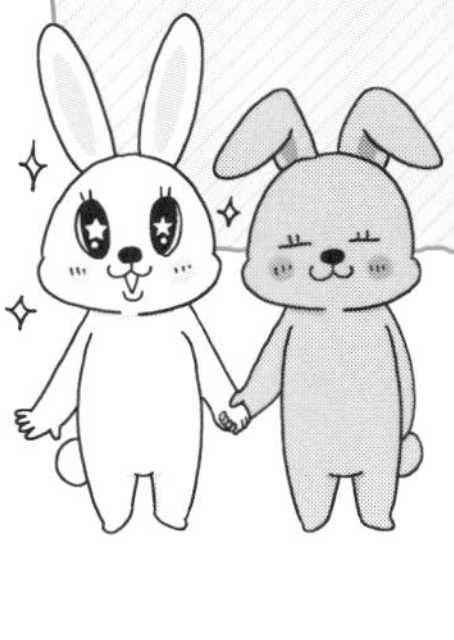

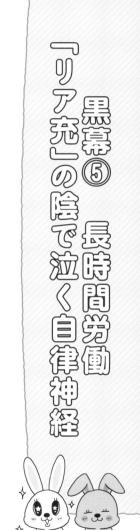

一見常に忙しそうで、仕事にもやりがいを感じ、周囲からはとても充実しているように見えてはいても、突然「風前の灯《ともしび》の如《ごと》く」、心身ともに調子を崩してしまう人も数多くいます。

じつは充実して見えるその多忙さや長時間労働の陰には、目に見えぬプレッシャーや交感神経過緊張による自律神経の失調が潜んでいるからです。

多忙でも長時間労働でも「仕事がある」ということは、本人にとって、ある種の精神安定剤でもあることは確かですが、そのプレッシャーや交感神経の緊張が度を越し、個人の限度や容量を大きく超えてしまうと、水面下ではじわじわと自律神経のバランスが崩れ始めていきます。

先にもいいましたが、そもそも交感神経は本来、長時間使える仕様にはなっていないからです。

どこかで「NO」といえる勇気や「減らす」勇気。思いきって「変える」勇気が必要な時期があります。そのタイミングをうまく見極めることができないと、まるでブレーカーが落ちたかのような停止状態が、思考やからだに突然現れることがあります。仮にそのように突如、体調が崩れてしまった場合には、いままで頑なに抑え込んできた「NO」も、「減らす」も、「変える」も、必然的にいわざるを得ない、せざるを得ない状況になります。

会社や上司に対する気まずさと、からだが壊れてしまうことを天秤にかけたら、自分のからだのほうが大事に決まってます。いったん自律神経のバランスを崩してしまうと、そこからの復活の道は容易ではありません。努力は美徳という考えを脇に置くときも必要です。

自律神経のバランスが本格的に崩れてしまうと、からだの不調だけではなく、心因《しんいん》性疼痛症《せいとうつうしょう》といった、原因不明とされる病気や、本格的なうつ病へと進行する場合も多々あります。そのような時期にはムリな軌道修正は極力控え、静かにやり過ごすよう心掛けたいものです。

黒幕⑥ 歯の食いしばり
あらゆる不調の原因となる無意識のくせ

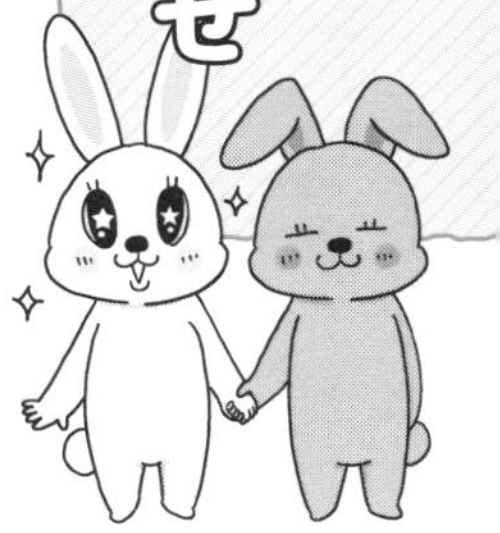

意外な自分の「くせ」が、自律神経を乱していることもあります。

常に歯を食いしばることで、自律神経の乱れを引き起こす例も少なくありません。

歯を食いしばると、咬筋《こうきん》という咀嚼《そしゃく》に使われる筋肉と側頭筋《そくとうきん》が常に刺激され、異常な筋緊張の信号が脳に伝達されます。それにより、交感神経が過剰に働きだすことになります。

本人には、自分が食いしばっているという自覚はないので、なかなか発見できない人も多いですが、これが自律神経の失調のみならず、慢性的な頭痛や肩こり、めまいや耳鳴りといった、あらゆる不定愁訴の根源にもなっています。

アゴの不調を訴える人が、この10数年で10数倍にも増加しているというデータもあり、現在の潜在患者数はなんと日本人の2人に1人とされています。

アゴは、人体の中でもっともよく使われている関節です。人はアゴを1日に

2000回以上も開閉させ、動かしているといわれています。

噛《か》む、しゃべる、食べる、飲み込む、あくびなどはもちろん、動作の動き始めや荷物を持つとき、物を移動させるとき、さらには睡眠中やいびきなど、あらゆるシーンにおいて、アゴは使われています。


歯を食いしばると、そこにかかる負荷はなんと約50kg。ものすごい力です。


慢性的な頭痛や肩こりがある人の中に、無意識のうちに食いしばりをするくせがある人は多いものですが、これは、2つの理由があります。

歯を食いしばるとアゴの筋肉のほかに、側頭部の筋肉が緊張します。そうすると、それに連鎖して頭頂部から後頭部へ、後頭部から首へ、首から↓肩↓背中へと、アゴから連鎖して身体の後ろ側全体の筋肉までもが収縮してしまうから。

そしてもうひとつは、食いしばることにより交感神経が優位に立つと、肩や背中にある血管が収縮し、筋肉内の血流が悪くなるから。

血流が悪くなると、排出されるべき老廃物が流れなくなったり、筋肉内の酸素が不足したりします。血流の低下は肩や背中だけにとどまらず、全身のあらゆる場所に、

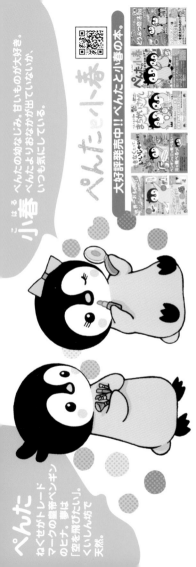

ぺんた

ねくせがトレード
マークの皇帝ペンギン
のヒナ。夢は
「空を飛びたい」。
くいしん坊で
天然。

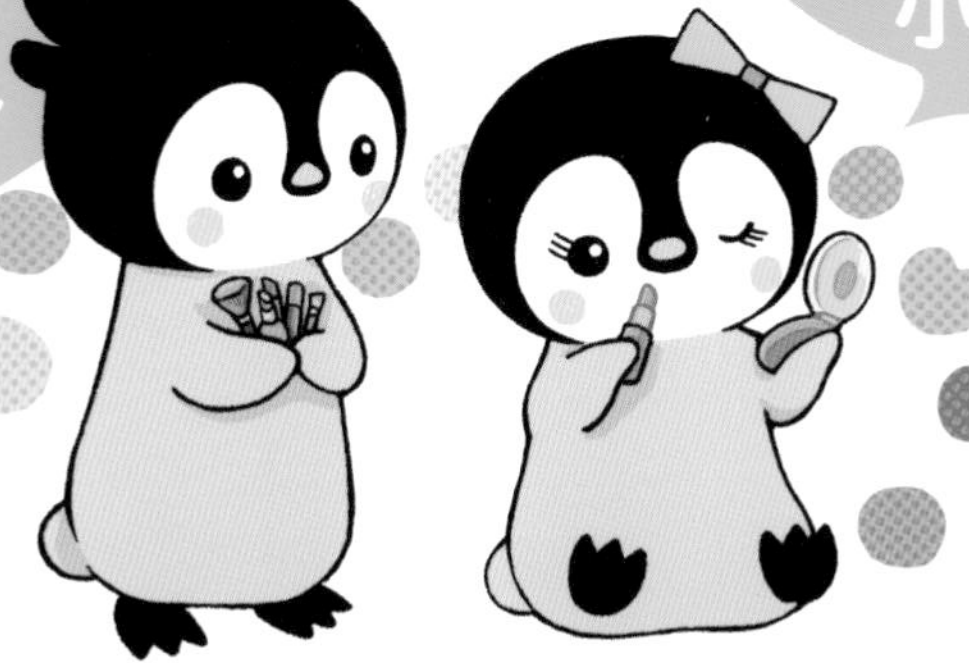

小春《こはる》

ぺんたの幼なじみ。甘いものが大好き。
ぺんたよりおなかが出ていないか、
いつも気にしている。

ぺんたと小春

大好評発売中!! ぺんたと小春の本。

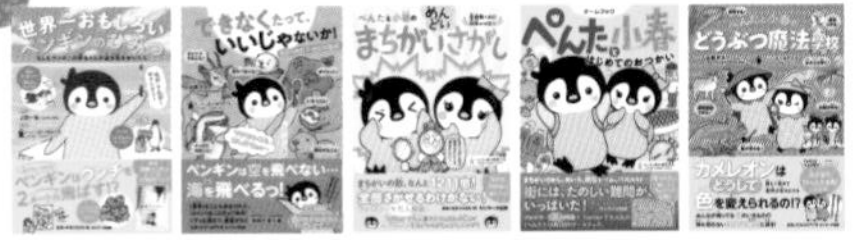

ぺんたと小春

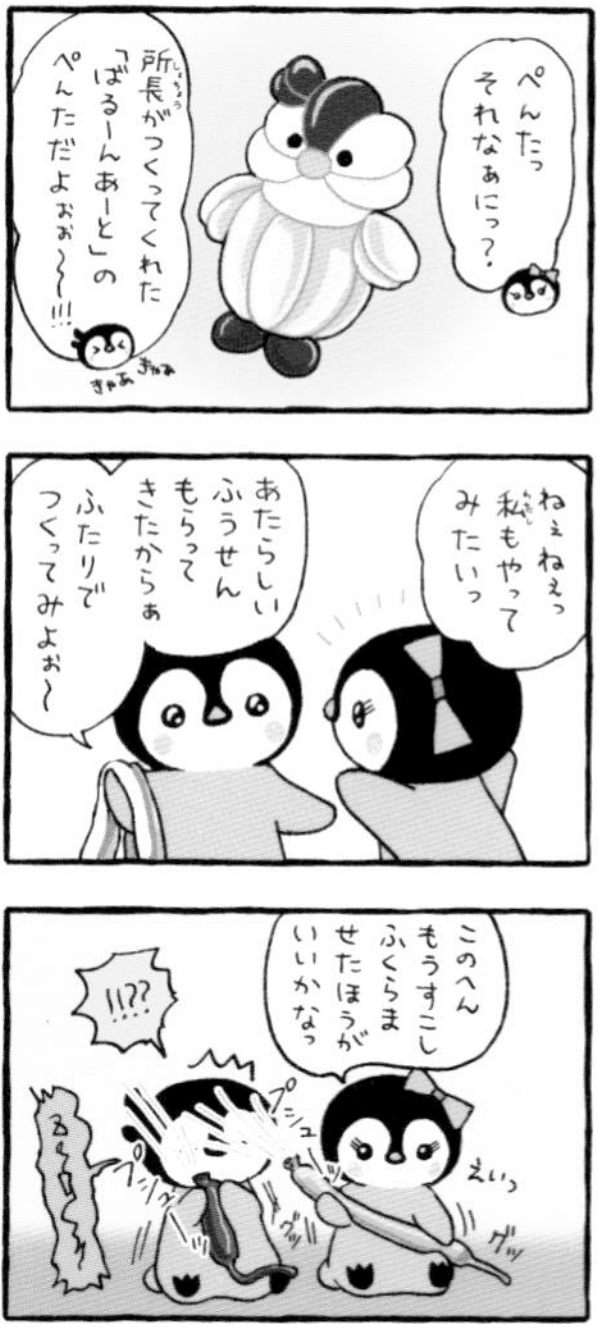

ぺんたっ それなぁにっ?
所長《しょちょう》がつくってくれた「ばるーんあーと」のぺんただよぉぉ～!!!
きゃあ きゃあ
ねぇねぇっ 私《わたし》もやってみたいっ
あたらしいふうせんもらってきたからぁ ふたりでつくってみよぉ～
このへんもうすこしふくらませたほうがいいかなっ
えいっ
プシュ
グッ
!!??
あ～ おしすぎて空気《くうき》ぬけちゃったーっ
ざんねんっ
ところでぺんた今日《きょう》ねぐせすごいねっ
いまきづいたっ
プシュ～…
??
そそそ そぉかなぁ～?

「ぺんたと小春」の日常をえがいた4コマが、ツイッターで大人気!

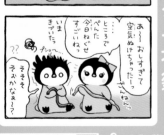

痛みや重だるさをもたらすというわけです。

日常で無意識に食いしばっていると、顎関節《がくかんせつ》にも負担がかかってしまうので、いずれはアゴの関節円板《かんせつえんばん》という軟骨のような組織に、変形や損傷が生じるかもしれません。さらに進行すると、口が開かない、開こうとすると激しく痛みをともなう顎関節症にまで発展する可能性もあります。

自覚のある・なしにかかわらず、つい歯を噛みしめてしまうくせのある人は、日常で食いしばらないように注意することが大切なのです。

黒幕⑦ 早食い
胃腸にはつらい「ビジネスランチ」

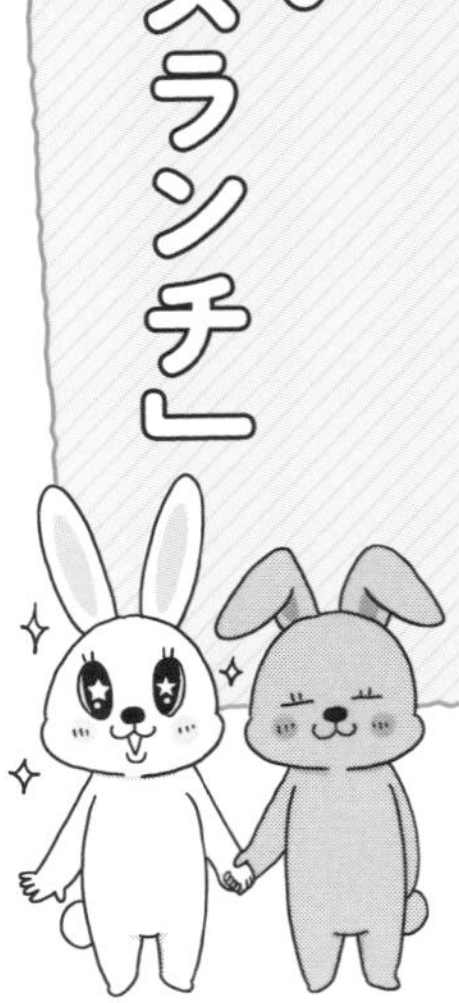

食事のときには、自律神経が自動的に副交感神経に入ります。

食事をすると勝手に副交感神経に切り替わる理由は、とても単純でシンプルなものです。

それは、食道・胃・小腸・大腸を含め、消化液を分泌するための各臓器は、副交感神経が優位にならないと働けないからです。

食事によって副交感神経が優位になると、消化に必要なすべての内臓が活発に活動します。反対に、交感神経が優位になっているときは、内臓の働きを極限まで低下させています。

昼食の時間は、1日の大半を交感神経優位で過ごしている中の、唯一の副交感神経に入れる貴重な時間。しかし、そんな大切な副交感神経の時間に待ち受けているのが、「早食い」という落とし穴です。

忙しい、時間がないなどの理由で、かき込むように立ち食いそばで済ます、という

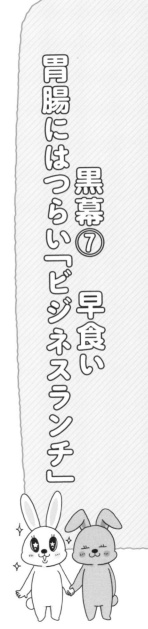

人も多いようです。また、急いでいなくても、つい日ごろのくせで早食いをしてしまう人も多いでしょう。

せっかくの貴重な副交感神経優先タイムに早食いをしてしまうと、「急ぐ・焦る・せわしい」といったモードから交感神経の働きが優先されてしまいます。すると、食べたものを消化・吸収させる働きが遅くなるばかりか、胃腸やその他の各臓器に対して余計な負担をかけてしまいます。

胃の消化液（胃酸）が強力な液体であることはご存じの方も多いでしょう。その胃酸と、胃を保護する粘膜とは、水と油のような関係で、胃壁に粘液の膜が張りついてさえいれば、消化液が強酸のまま胃壁に触れることはありません。

その大切な胃の粘液は、副交感神経に入ると水かさを増し、交感神経に入ると分泌が低下します。なぜなら交感神経が優位のとき、胃は「どうせ何も入ってこない」と思い込んで、その粘液の水かさを最大限薄くしているからです。

しかし、そこで忙しさを理由に、車を運転しながらとか、会議で興奮しながら食事をとるとどうでしょう。ただでさえ粘液が出にくくなっているところに、ドカドカと食べ物が入ってくるので、その際に分泌された自身の強力な胃酸によって、胃壁にやけどのような傷がつきます。

ですから、どのタイミングの食事も、ココロを落ち着けた状態でとるのが望ましいのです。**健康の観点からいえば、仕事モード全開の状態での「ランチミーティング」など、自ら胃に負担をかける危険な行為です。**

とはいえ、仕事中のあわただしさの中で昼食をとる人も多いでしょうから、少なくとも、昼食の前には、少しでも副交感神経が優位になるよう、目を閉じて、2～3回深呼吸をしてから食べるようにしましょう。

ランチミーティングをする際にも、食事が運ばれてくる前に、全員で、深呼吸の時間を取ることをオススメします。場の緊張感がほぐれたり、健康に関する共通の話題が出てきたりと、仲間意識が芽生えることもあるかもしれません。

黒幕⑧ 女性ホルモン
「ホルモン」と「自律神経」は運命共同体

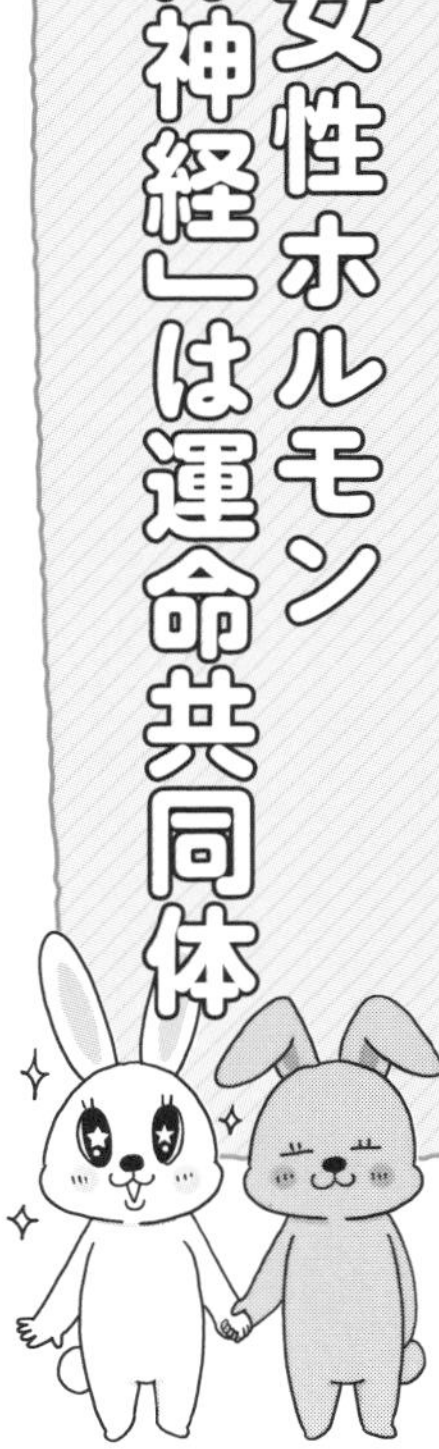

女性の場合、ホルモンバランスの変化によって、自律神経が乱されます。

女性にとって、自律神経とホルモンバランスとは、「パラレル」といっても過言ではありません。どちらかが乱れれば、どちらも乱れる。そんな相互作用をします。

ホルモンはたくさん存在しますが、なかでも自律神経に大きく関わってくるもののひとつが、「エストロゲン」です。名前を聞いたことがある方も多いでしょう。

自律神経を乱す代表格とされるのが、更年期によるエストロゲンの分泌低下です。

年齢を重ねると、健康体であっても、ホルモン値が下がってきます。

これは老化というよりも、正しく年を重ねている証拠。ですが、検査してエストロゲンの数値そのものはあまり低下していなかった場合でも、人によってはその影響を強く受けることもあります。

年齢からくる自然現象によってホルモンが乱れ、それと一緒になって自律神経のバランスが崩れてしまうことは、じつは珍しいことでも何でもありません。

というのも、「下垂体《かすいたい》」というホルモンの司令塔と、「視床下部《ししょうかぶ》」という自律神経の司令塔とが、構造上隣り合わせに位置し、互いの影響が避けられないしくみになっているから。視床下部と下垂体とは、血液や神経を介して、互いの情報や指令をやりとりしています。

さらに、神経の働きは、物理的に計測可能な電気信号の電位として表されます。異常が起きている部位から警報のように発生した電位が、隣り合う場所に乱れや誤作動を起こします。

たとえば、心臓が悪くなると左の背中が、肝臓が悪くなると右の肩や腰が痛くなることがあります。実際に痛みが出ている場所は正常なのに、悪い部分からの警報が、離れた正常な部分に出るこうした症状を、関連痛や放散痛といいますが、これと似たものと理解していただくといいと思います。

もしも下垂体と視床下部が双方離れた場所に存在していたとしたら？　もしかしたら、ホルモンが乱れても自律神経は乱れることはなかったのかもしれませんね。

隣にあるがゆえに、ホルモンが乱れれば自律神経も乱れ、逆に自律神経が乱れることで、ホルモンバランスにも影響が出てしまう。

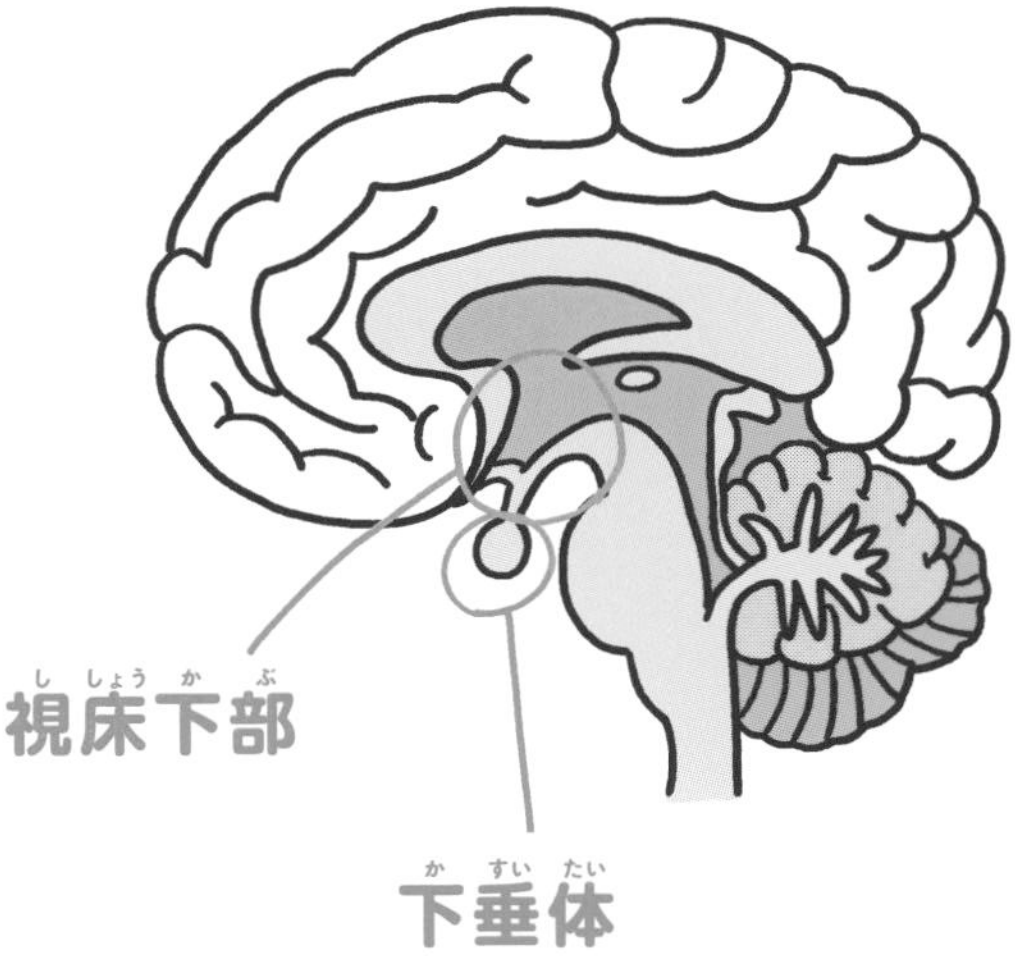

しかし、ホルモンバランスの変化によって自律神経が乱れるのであれば、逆に自律神経のバランスを整えることによって、ホルモンのバランスを回復させることも不可能ではありません。

本書でお伝えする「ぴょんぴょん体操」によって、自律神経もホルモンバランスもどちらも整えることが可能です。

黒幕⑨ ストレス
まさかの「ハッピーストレス」も原因に

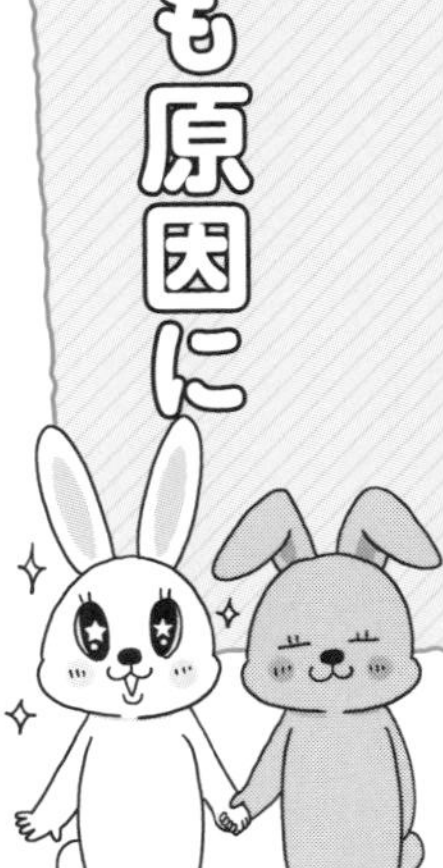

環境や気候などによる影響、からだの冷え、肥満、運動不足、街の明かり、過労、不規則、不眠、ホルモンの異常、出産による体質の変化、手足末端の血管が閉じていることや、ふくらはぎの血流低下、さらには横隔膜の筋力低下など、自律神経の不調にはたくさんの「黒幕」がいることを理解していただきました。

しかし冒頭にもお伝えしましたが、自律神経が乱れる一番の要因は、やはり精神的ストレスによるものです。

属するグループや会社での人間関係によるストレス、解決できない家庭の問題、将来への過剰な心配、急ぎ、焦り、締め切り、プレッシャーなど、精神面が強く揺さぶられる出来事、つまり、交感神経が強く刺激される状態によって、自律神経はもっとも大きくバランスを崩します。

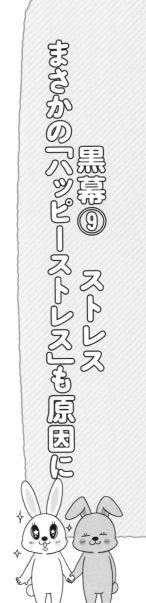

しかし一般的には「ストレス」といえば、自分にとってイヤなこと、苦しいこと、逃れたいことなど、精神的な苦痛をまず思い浮かべますが、必ずしもそれだけがスト

レスの原因とは限りません。

自分ではハッピーだととらえているもののなかにも、ストレスの原因はあるのです。

たとえば初期の恋愛やデートでの緊張、まだ互いに気を使いあっている新婚生活、出産、育児、夢のマイホーム購入や新居への引っ越し、旅行、映画やスポーツ観戦などでの興奮でも、交感神経は強く刺激されます。

たとえば旅行から帰ってくると、あんなに楽しい出来事だったのに、帰宅後なぜかだるさが1週間くらい続いてしまうのも、交感神経過緊張からの反動現象です。

ほかにもパーティー出席や宴会など、団体の中に身を置いているときなど、会合や人の集まりが多い時期にも、交感神経が刺激され自律神経は緊張しています。

趣味や取り組んでいるものでの高揚や、好きな仕事に没頭しているときなど、適度に交感神経が刺激されている状態は、活発・活動系のエネルギーに満ちあふれた「良い交感神経」です。自律神経はバランスが取れている元気な状態です。

しかしそれも行きすぎて限度を超えてしまうと、交感神経が過剰に働いてしまい、たとえ好きなことをしていても、脳やからだはそれをストレスと判断してしまいます。

だからその反動で翌日などから、副交感神経が過剰になってしまい、旅行から帰ってきたときのようにだるさや疲労感が続いてしまうのです。

つまり精神的にキツいことや、ツラいことだけがストレスの原因とは限らず、それが自分にとってハッピーだと思っていることでも、交感神経が働きすぎていれば自律神経はバランスを失います。

「いまの自分にはストレスなどないのに！」「かねてから望んでいたものをやっと手に入れたのに！」と思っていても、なぜか原因不明の不調が続いていたり、漠然とした不安を感じる場合には、自律神経がひそかにバランスを失っていることも十分に考えられるのです。

第3章

なぜ「ぴょんぴょん跳ねるだけ」で自律神経が整うの？

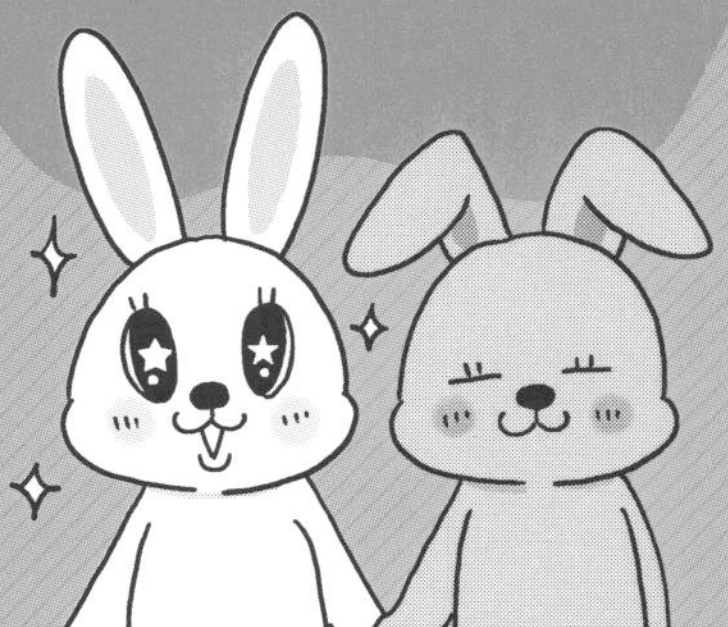

背骨と自律神経の深い関係

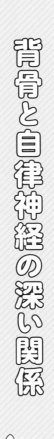

この本でご紹介する「ぴょんぴょん体操」は、次のように自律神経のバランスを整えていく方法です。

① 背骨を調整することで「脳」と「末端」の交通網を整備する
② 「末端」から副交感神経のスイッチを入れる
③ リズミカルに跳ねることで「セロトニン」を分泌させる

まずは①の「背骨を調整することで『脳』と『末端』の交通網を整備する」について。

自律神経の働きは、交感神経と副交感神経の2つに分けられるということは、第1章でお伝えした通りです。ここでお話しするのは、その神経たちの「通り道」についてです。

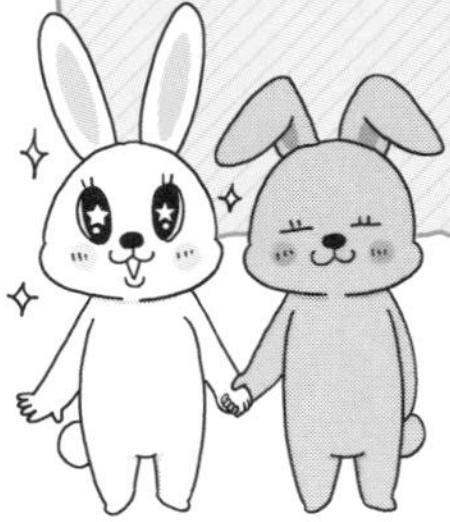

交感神経からの指令ルートは、「交感神経幹《こうかんしんけいかん》」という特殊な場所を通ります。

交感神経幹というのは、いわば自律神経が通る高速道路のようなものです。

この交感神経幹は脳と末端との中継地点になっている場所で、脳からの自律神経の指令は、いったんこの交感神経幹に入り、それから自律神経節《じりつしんけいせつ》という中継センターを経由して、それぞれの目的地へと向かいます。交感神経幹が高速や国道のような長い1本道だとすると、自律神経節というのは高速道路の料金所、あるいはサービスエリアのようなものかもしれません。


ではその交感神経幹や自律神経節と背骨には、いったいどんな関係があるのでしょうか？

交感神経幹は背骨の両脇に沿って、頭のつけ根から尾てい骨まで、左右にそれぞれ長い長い神経のラインを形成しています。

そして自律神経節は、背骨とほぼ同じ数を有する中継センターが、各背骨の左右それぞれにびっしりとへばりついています。

背骨がゆがんだり曲がったりしている人は、交感神経幹や自律神経節にもムリな引っぱりや圧縮がかかってしまうため、脳と末端との情報伝達がうまくいかなくなり、そのカーブの角度に比例して自律神経のバランスも乱れやすくなります。

一方、副交感神経からの指令は、背骨の中にある脊髄《せきずい》を通りますから、交感神経と同様、背骨が曲がったりゆがんだりしている人は、それに伴って副交感神経も働きにくくなります。

背骨のゆがみをなくすことで、交感神経幹や脊髄にムリな引っぱりや圧縮がかからなくなれば、脳から末端への連絡も伝わりやすくなり、自律神経が働きやすくなります。

脳と末端との交通網が整備されれば、自律神経だけでなく全身を支配するすべての神経（腕や足を動かす運動神経、熱い冷たい、かゆい、痛い、何かに触れたなどの感覚神経）も正常に働くようになります。

運動能力が向上したり、原因不明の痛みやかゆみも感じにくくなるといった、さらなる相乗効果や問題解決にも期待ができます。

これが、背骨を整えることで、自律神経のバランスが整いやすくなるメカニズムです。そして自律神経のバランスが整えば、あらゆる不安や不快な症状は感じにくくなります。

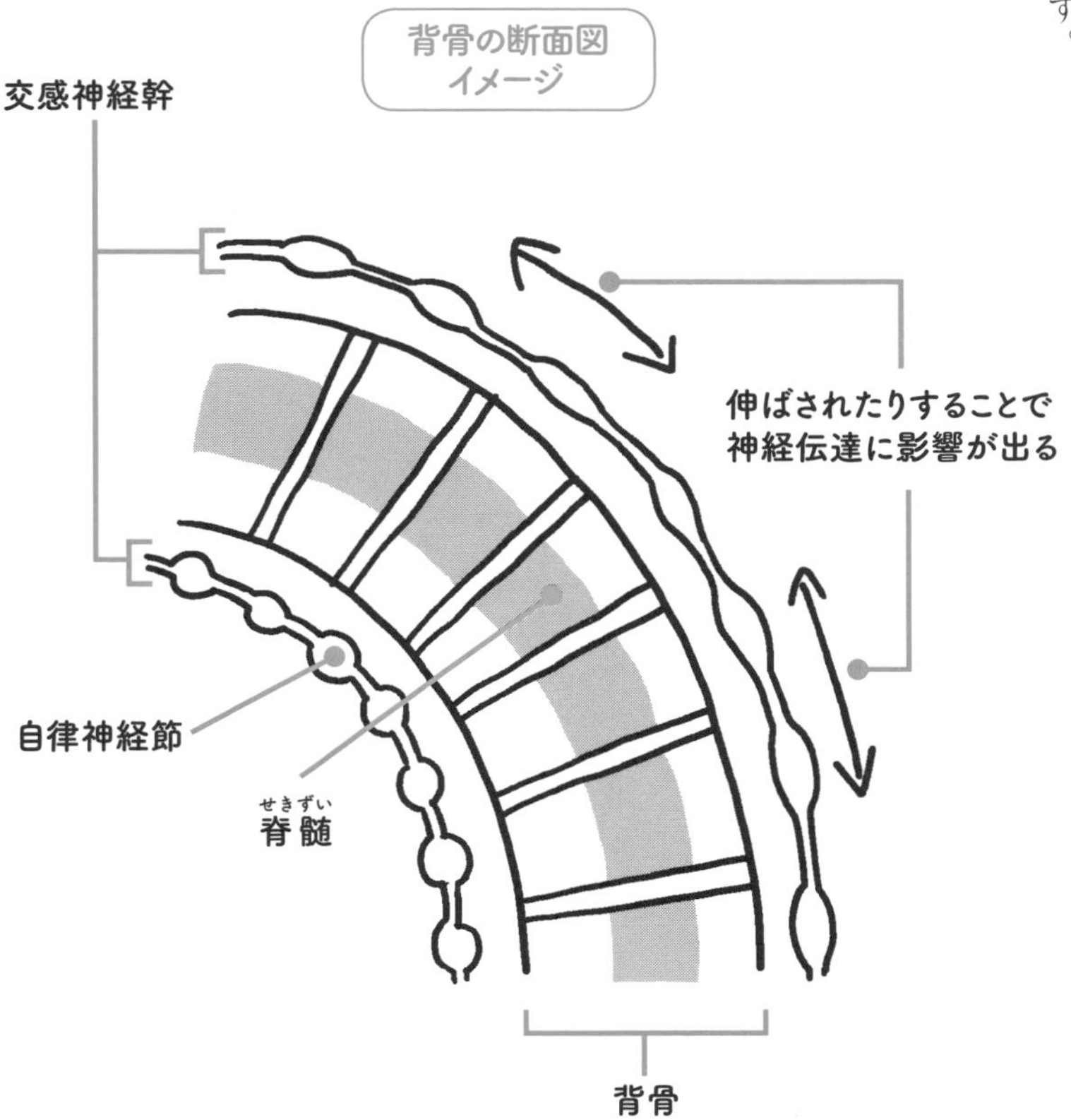
背骨の断面図
イメージ
交感神経幹
伸ばされたりすることで
神経伝達に影響が出る
自律神経節
脊髄《せきずい》
背骨

「ぴょんぴょん体操」で自律神経が整うしくみ、②は「『末端』から副交感神経のスイッチを入れる」ということです。

外側から内側への逆行アプローチ

常に交感神経が働いているタイプの人は、どんなに副交感神経が優位になっても、たとえば温泉に入っても、岩盤浴で温めても、リラクゼーションなどでうっとりと癒されていても、なぜだか手足末端の血管が開きません。

交感神経に支配されている時間が、日常であまりにも長すぎるため、末端の血管に完全な「閉じ癖」がついているからです。

このように、末端に機能的な不具合や、そもそもの原因があった場合、たとえ脳から「現在は副交感神経が優位です！　末端の血管を開きましょう！」といった正しい指令が出ていても、血管自体がその命令を遂行することができないため、自律神経が混乱し副交感神経が働きにくくなります。

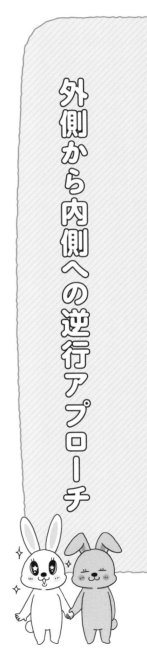

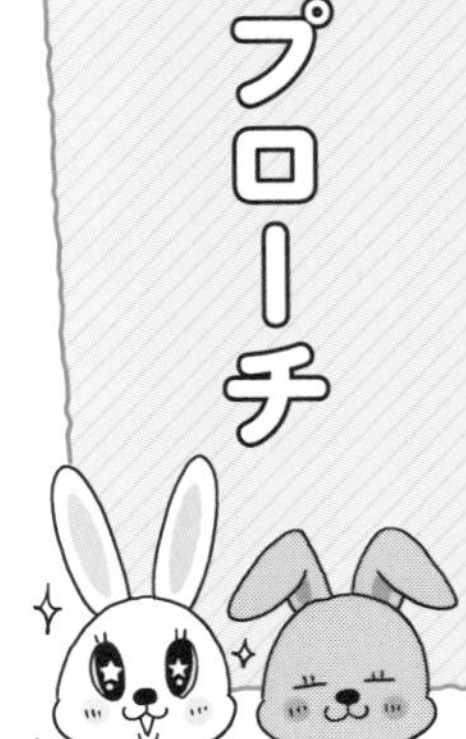

こうした場合には、何らかの方法によって、末端の血管がきちんと開けるようになれば、内側と外側とのやりとりもスムーズになり、副交感神経のスイッチも入りやすくなります。

少しくわしく説明をしますと、まず末端の血流を良くするという外的な刺激を加えることによって、脳がその刺激に感化され、副交感神経が優位となる信号を送ります。

その信号によって切り替えレバーが副交感神経にシフトされ、副交感神経優位の状態で現れる現象が実際に起こる。

末端から脳へと、それぞれの働き加減や、バランスの再調整を促す、いわば「逆行アプローチ」という手法です。

この本でご紹介する「ぴょんぴょん体操」は、まさにこのメカニズムを利用したものですが、ほかにも、爪もみや乾布摩擦、足湯や腹式呼吸なども同じしくみです。

もともと、末端の血管は静止した状態よりも、動いているときのほうがよく開くしくみがあります。ですから、お風呂や湯たんぽなど、「外から」温めるよりも、手足を少しでも動かして「内側から」温めたほうが、血管は速く開けるのです。

私が知る限り、ここまで素早く手足末端の血管が開ける、これほど理にかなった動きは、「ぴょんぴょん体操」以外にはありません。

跳ねる動きによって、普段動かしていない筋肉や、あまり使っていなかった筋肉を使うことで、全身の血流が改善し、からだのすみずみまで酸素と栄養が行きわたります。

さらに全身の血流が良くなれば、痛みやこりの原因でもある老廃物（乳酸やピルビン酸など）が排出されやすくなり、肩こりや腰痛などの痛みも同時に解消されていきます。

跳ねれば「天然の精神安定剤」が分泌される

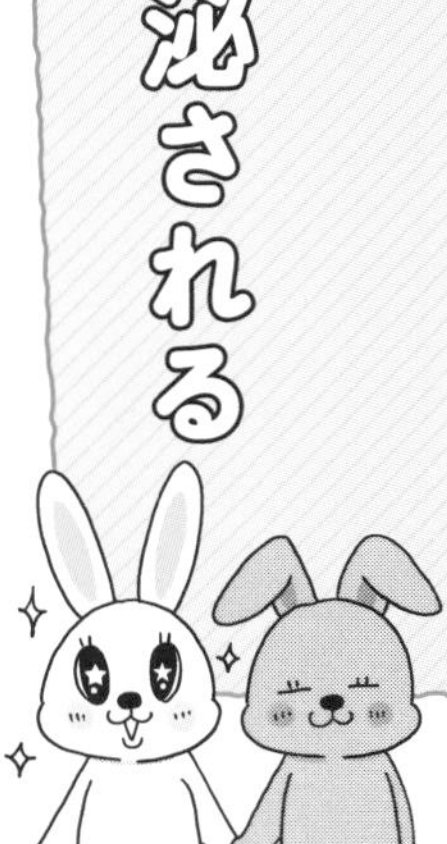

「ぴょんぴょん体操」で自律神経が整うしくみその③は「リズミカルに跳ねることで『セロトニン』を分泌させる」ということです。

100種類以上もあるといわれている神経伝達物質の中に、**セロトニン**という物質があります。セロトニンは、血管や大腸などの働きに作用するほかにも、精神の不安を抑え、不眠やうつ病などを予防する働きがあるといわれています。

セロトニンを不足させないためには、早寝早起きの生活をする、朝日を浴びる、深呼吸をする、トリプトファンという栄養を摂ることなどが広く知られていますが、このセロトニンは、リズム運動やくり返しの動作によっても、分泌が活性化されることがわかっています。

これまでに発表されている代表的なものでは、ウォーキングやジョギング、スクワットや踏み台昇降などをすることで、脳幹（縫線核《ほうせんかく》）という場所から、セロトニンの分泌が増えるそうです。またその動きや動作が単調であればあるほど、分泌が高まることもわかっています。

そしてさらなる分泌を促すポイントが「無心状態」。**リズム運動でもくり返しの動作でも、なるべく「無心」になれるものが良いそうです。**たとえば屋外で視覚や聴覚に刺激が入ったり、友人や誰かと遭遇してしまうことで「無心」の状態が乱されれば、セロトニンの分泌も減ってしまうことが指摘されています。

ウォーキングやジョギングでは、外で誰かとすれ違うことも多く、何の刺激も受けず「無心」になることは、難しいかもしれません。

ですが、部屋の中でただぴょんぴょんと跳ねるだけの「ぴょんぴょん体操」は、家の中で、容易に無心な状態で行うことができるでしょう。信号やクルマに気を配ったりする必要も、着替えたりといった準備も必要ありません。気が向いたときすぐにでも実行でき、誰に会うこともなく、誰に気を使うこともなく、静かに、1人で、無心になって行うことができます。

また激しすぎる運動ではつい交感神経が優位になりすぎたり、ノルアドレナリンの作用が強まってしまう可能性もありますが、「ぴょんぴょん体操」のようにただ跳ねる程度の軽い運動であれば、先にもあったように運動後はむしろ副交感神経が優位になりやすく、また単調なリズム運動によってセロトニンが分泌されれば、そのときの脳波はα波、つまり「癒し」の状態になります。

「ぴょんぴょん体操」が、楽しくラクに心地よく、背骨を整えることで自律神経に働きかけることのできる、効果的な方法だということがおわかりいただけたのではないかと思います。

さぁ、いよいよ次章で、「ぴょんぴょん体操」に取り組んでみましょう!

第4章

やってみよう、
ぴょんぴょん体操

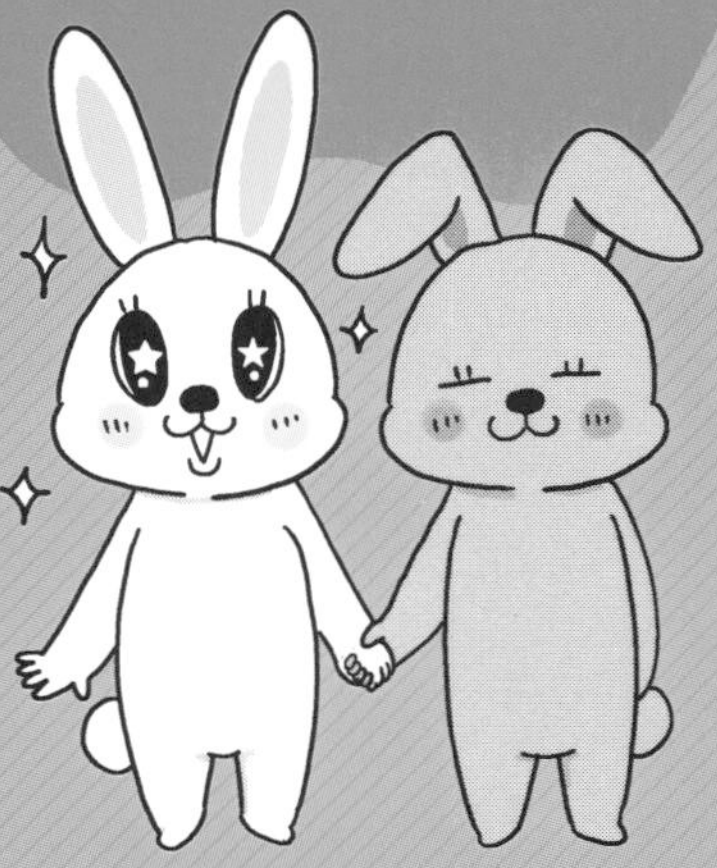

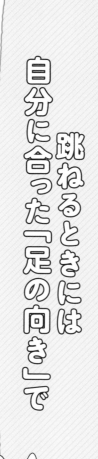

跳ねるときには自分に合った「足の向き」で

ぴょんぴょん体操は、骨盤のゆがみに応じて足の向きを変えて、その場で跳ねる自律神経メンテナンスです。

あなた自身の骨盤のゆがみを大きく2つのポイントから判定して、6種の足の向きの中から、あなたにぴったりの「足の向き」を見つけます。

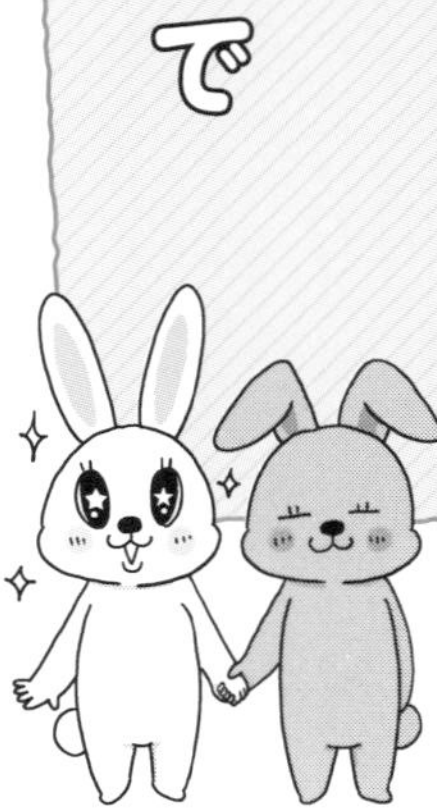

① 短い足は左右どちら？　左右の足はどちらが短いかを見つけます
これで、骨盤が「傾いている側」がわかります。

② 開いている骨盤は左右どちら？　左右どちらの骨盤が開いているかを見ます
これで、骨盤が「ゆがんでいる側」がわかります。

なぜ、この2点を診断するのか、少しだけご説明しますね。

ぴょんぴょん体操は、背骨を整えることで自律神経の乱れを正す、自律神経メンテナンスです。しかし、背骨は、背骨だけを整えようとしても、整いません。

背骨を整えるには、じつは「骨盤」から整えることが必須。というのも、背骨は、骨盤のスタート地点である仙骨《せんこつ》という骨の傾きに左右されているからです。

骨盤にズレがあると、骨盤の中心にある仙骨も、それに同調して傾いてしまっています。スタートがそもそも傾いているのですから、必然的に背骨はななめに向かってスタートしていきます。

背骨がななめのままでは、重力により上体が片方へと倒れてしまうため、腰椎を曲げることで、元の位置へ戻そうとします。しかし頭の重さによって、こんどはさっきと反対方向へ倒れていってしまうため、さらに胸椎を曲げることで、また元の位置へ戻そうとします。

ここまでくると物理的には、どちらかに倒れてしまう心配はなくなりましたが、やはり頭の重さがまだ少し気になります。そこで頸椎《けいつい》（首の骨）をまた曲げて、少しで

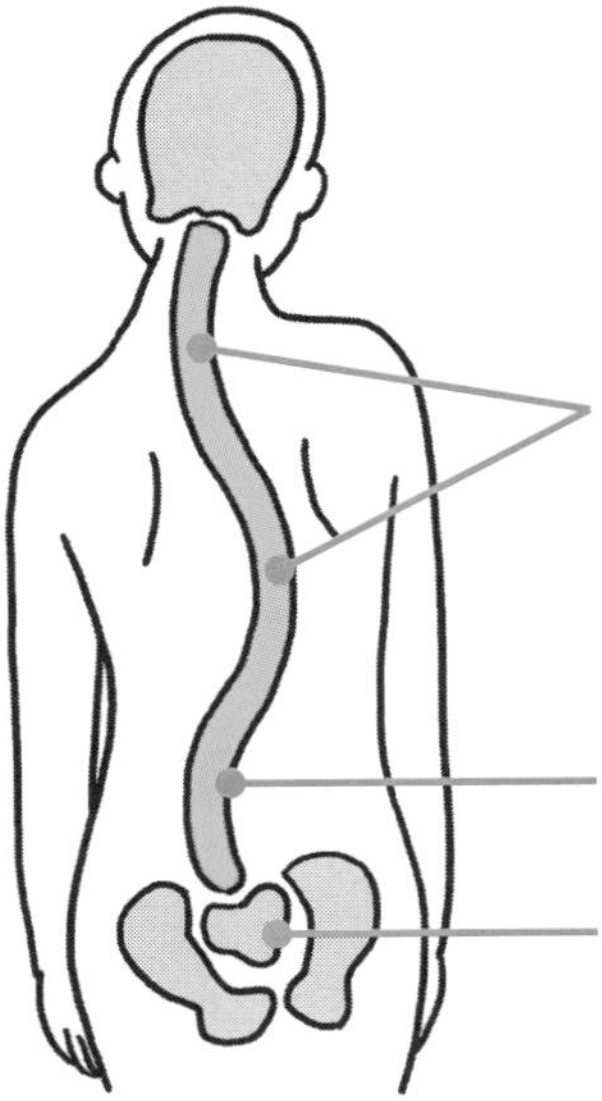
からだを支えようと
背骨を曲げることで
重力に対抗する
背骨がななめにスタート
仙骨がななめになっている

も頭を中心軸へ近づけることで何とか体幹を垂直に保ち、なるべくどちらか一方に偏らないようにしています。

このようにして、背骨のゆがみや曲がりは生まれてしまいます。

背骨のゆがみや曲がりの原因は、背骨そのものに問題があるのではなく、骨盤の傾きによってつくられているのです。

これが、からだのゆがみの根本原因が骨盤にあるといわれる理由です。

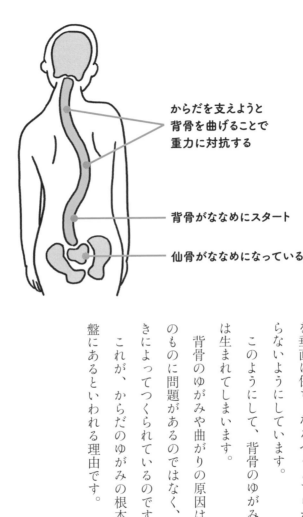

骨盤の「ゆがみ」をこうして見つけよう

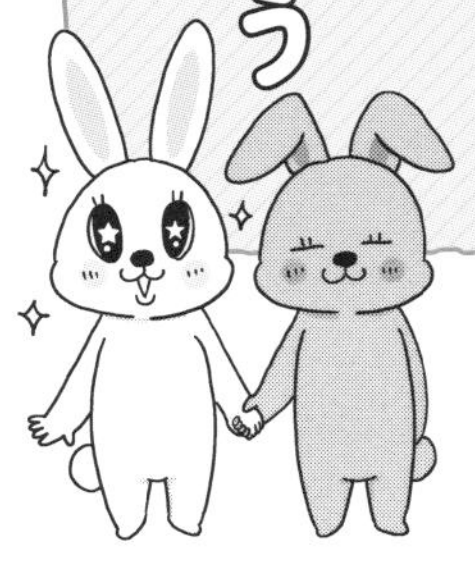

ぴょんぴょん体操では、骨盤のゆがみを2つのポイントから判断します。

そのひとつが、「左右の足の長さ」です。

骨盤がゆがんでいると、比例して左右の足の長さも変わってしまいます。

これは足の長さ自体が違うのでしょうか？　いいえ、ほとんどの場合、それぞれの足の長さは変わりません。

骨盤がズレていることで左右の足の長さが違って見えるというのが正解です。

あなたが普段はいている靴の底を見てみてください。左右で多めにすり減っているほうがありませんか？　もしもそうだとしたら、約80％の確率ですり減っている側のほうの足が短くなっています。

たとえば、右足が短くなっている（短く見える）というのは、右側の骨盤がうしろに傾いていることを示しています。

というのも、足の長さの左右差を生むのは、骨盤の傾きだからです。

図のように骨盤を横から見ると、足のつけ根は骨盤の中心よりも少し前側に位置しています。

骨盤がうしろに傾いているという状態は、猫背をイメージするとよいでしょう。骨盤がうしろに倒れることを「骨盤後傾」といいますが、こうなると、足のつけ根の位置はやや上に移動するため、もう一方の足よりも短い状態となります。

●骨盤がうしろに傾くと、つけ根の位置もやや上へ移動するため、足が短くなります。

●骨盤が前に傾くと、つけ根の位置もやや下へ移動するため、足が長くなります。

たとえば、右足が短い人は、右の骨盤が、左の骨盤に比べて、うしろに傾いていることになります。

この、左右の足の長さの違いによる、骨盤の傾きのズレを調整するために、足の位置を変えるのです。これが、ぴょんぴょん体操のキモです。

足を前に出すと、骨盤は後傾し、足をうしろに引くと、骨盤は前傾します。

この原理を利用したぴょんぴょん体操の原則は、短いほうの足を、もう一方の足よりもややうしろに引くこと。足を少し引くことで、後傾していた骨盤が少し前に傾き、

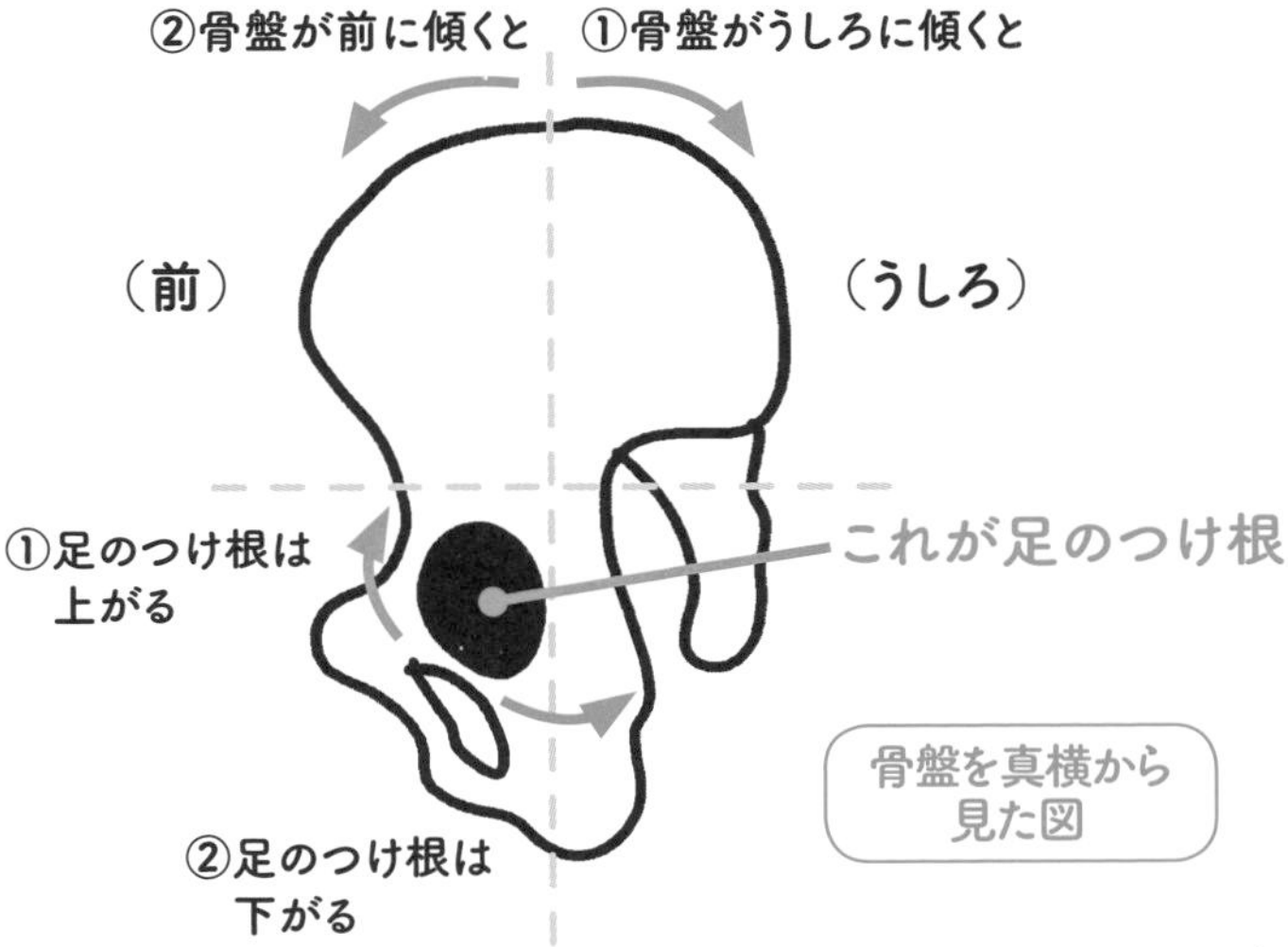

②骨盤が前に傾くと
①骨盤がうしろに傾くと
（前）
（うしろ）
①足のつけ根は上がる
これが足のつけ根
②足のつけ根は下がる
骨盤を真横から見た図

左右の骨盤をそろえることがねらいです。

そして、そこにさらにもう一点、骨盤の「開き」によるズレへの対応もしていきましょう。

骨盤の「開き」を見きわめよう

ぴょんぴょん体操のキモである、あなたに合った足の向きを決めるポイントの2つめ、**それが骨盤の「開き」です。**

骨盤が開く理由は、出産をはじめ、悪い姿勢や筋力不足、左右どちらかに体重をかけ続けるくせなど、さまざまなものがありますが、骨盤が開くと、内臓の位置が下がりポッコリおなかを招いたり、婦人科系のトラブルが起きたり、姿勢の悪化による腰痛やO脚の進行など、からだのさまざまな不調を招きます。

本書でお伝えしたい、不調を招く骨盤の「開き」とは、骨盤の後部、すなわち腸骨《ちょうこつ》の開きのこと。骨盤は仙骨と寛骨《かんこつ》（腸骨・恥骨・坐骨）とで成り立っていますが、前よりもお尻側の腸骨が開くことのほうが問題。ぴょんぴょん体操では、骨盤のうしろ側を閉じる矯正の方法をお伝えしています。

原則は、左右いずれか、あるいは両方の骨盤のうしろが開いている側のつま先を、外に開くということです。

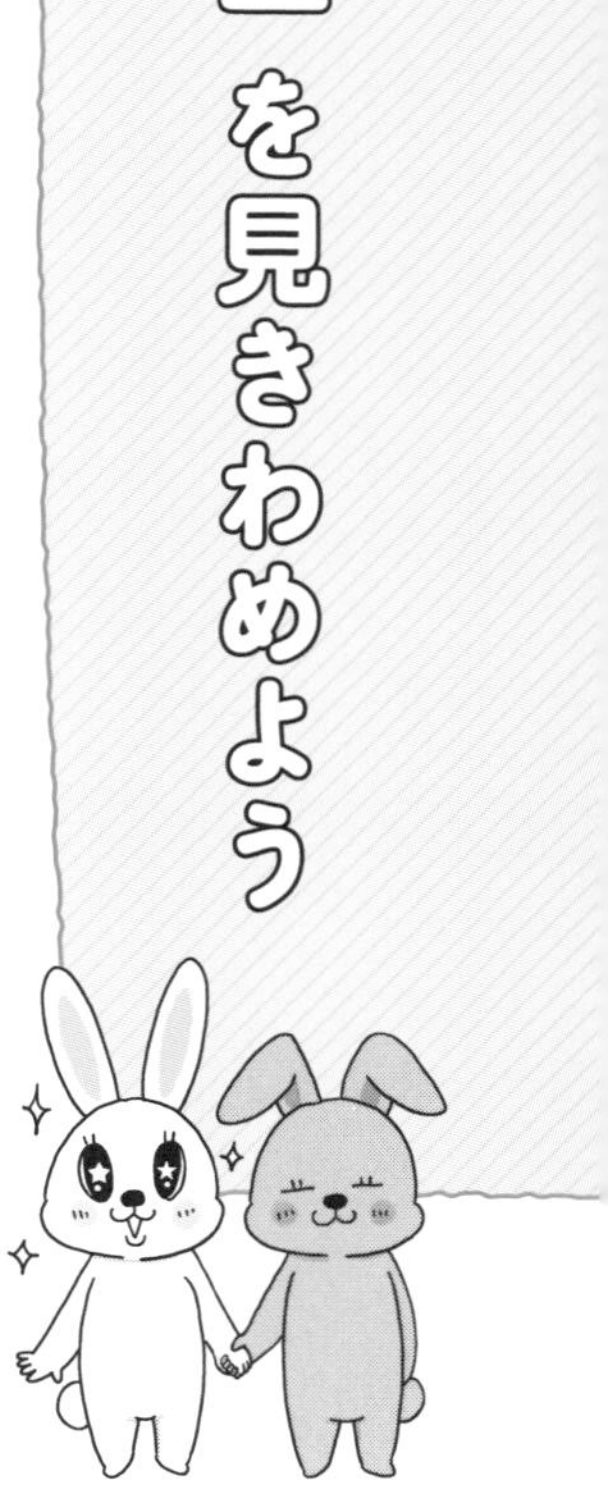

つま先を外へ開くことで、開いた骨盤後部は閉じ、もう一方の骨盤とのバランスがそろいます。骨盤左右の開きを矯正した状態です。

① 足の長さの左右差を見きわめ、短いほうの足を少し引くこと
② 骨盤後部の開いているほうを見きわめ、開いているほうの足先を外側に開くこと

これが、あなたにカスタマイズされたぴょんぴょん体操の足の位置の判定方法です。

左右の骨盤をそろえた位置でぴょんぴょんぴょんぴょん……。30秒程度でも跳ねていれば、骨盤を固定している筋肉や靭帯の記憶も、新しい位置へと固着されていきます。

さぁ、さっそく次ページから、あなたのためのぴょんぴょん体操を見つけましょう。

ぴょんぴょん体操は、
あなたの骨盤のゆがみに応じた
「あなたのための足の向き」で
ぴょんぴょん跳ねる体操です。
2つのポイントから導き出した、
あなたの足の向きは
6つのうちどれでしょう?

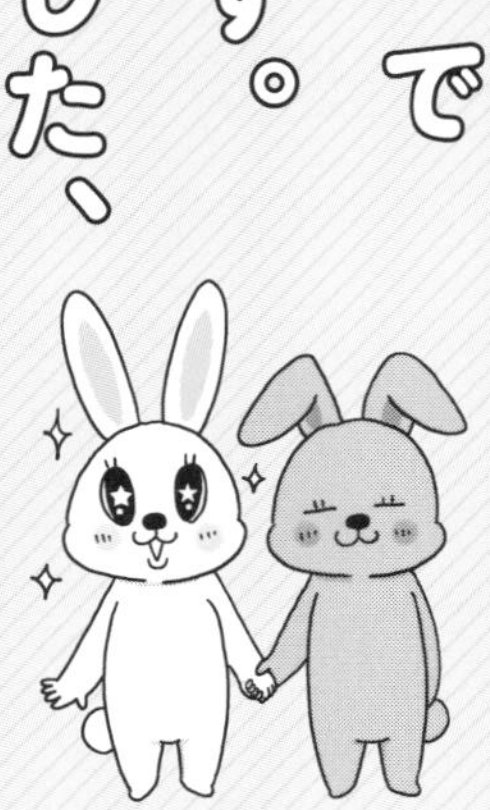

あなたのための
ぴょんぴょん体操

STEP 1

短い足は左右どっち？

あなたのための
ぴょんぴょん体操

STEP 2

開いている骨盤は左右どっち？

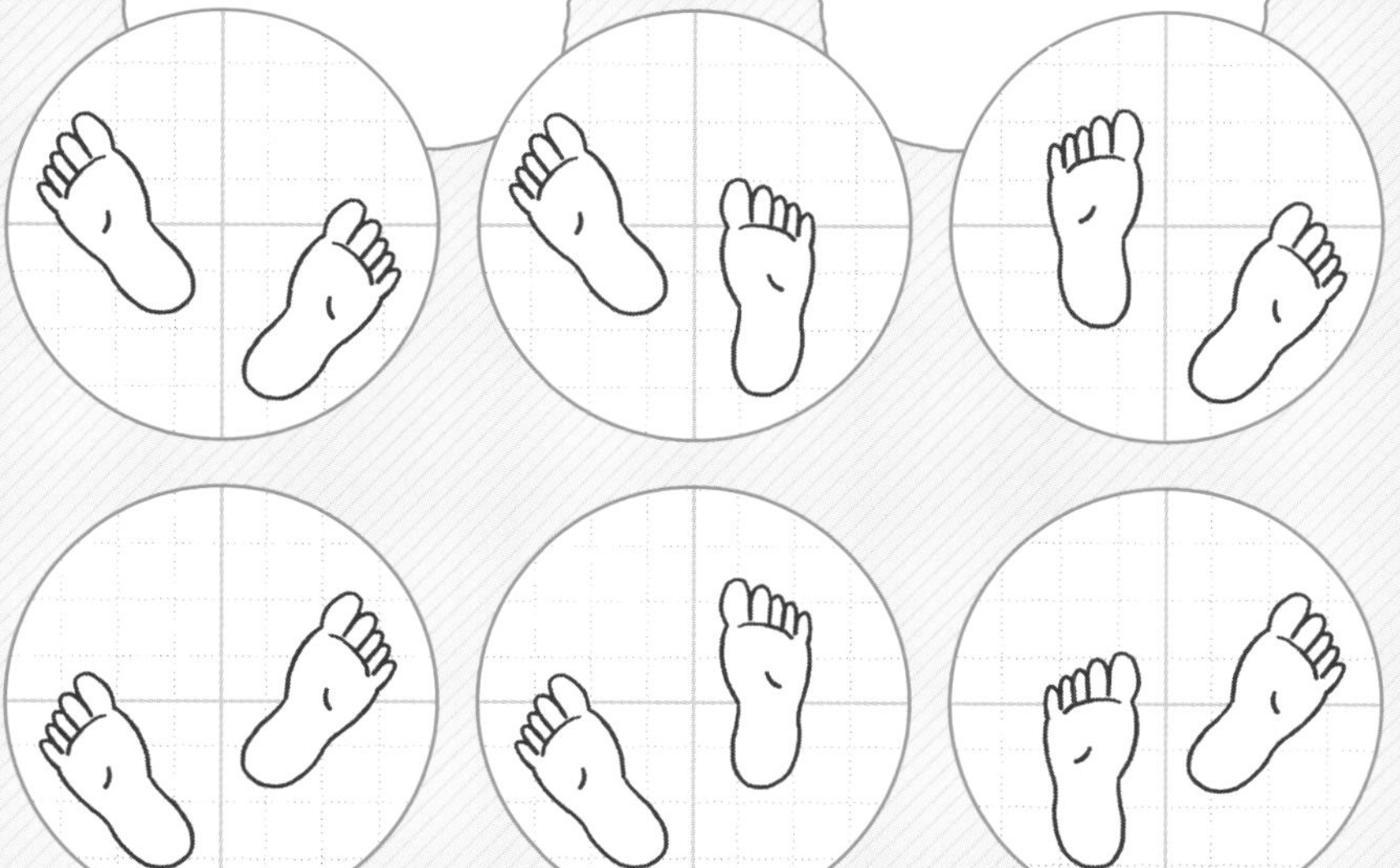

見つけよう！
あなたのための
ぴょんぴょん体操
STEP 1

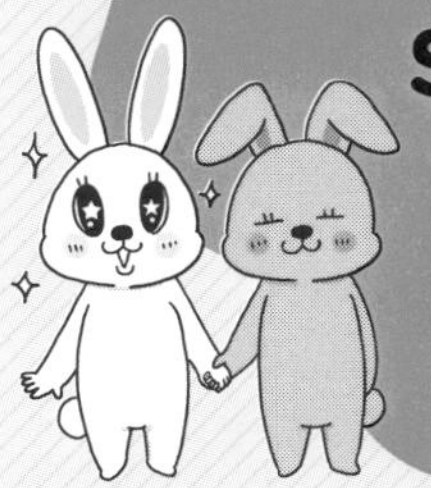

短い足は左右どっち？骨盤が「傾いている側」がわかります。

足の長さの左右差。短いほうの足は、もう一方よりも、骨盤が傾いているということ。ほとんどの人は、骨盤の傾きによって、左右の足の長さが違っています。短いほうの足はどちらか見つけます。

骨盤を真横から見ると、足のつけ根が骨盤の中心よりも少し前側に位置していることがおわかりいただけると思います。足を前に出すと、骨盤は後傾し、足をうしろに引くと、骨盤は前傾します。

ぴょんぴょん体操の原則①は、短いほうの足を、もう一方の足よりもややうしろに引くこと。足を引くことで、後傾していた骨盤が少し前に傾き、左右の骨盤をそろえることがねらいです。

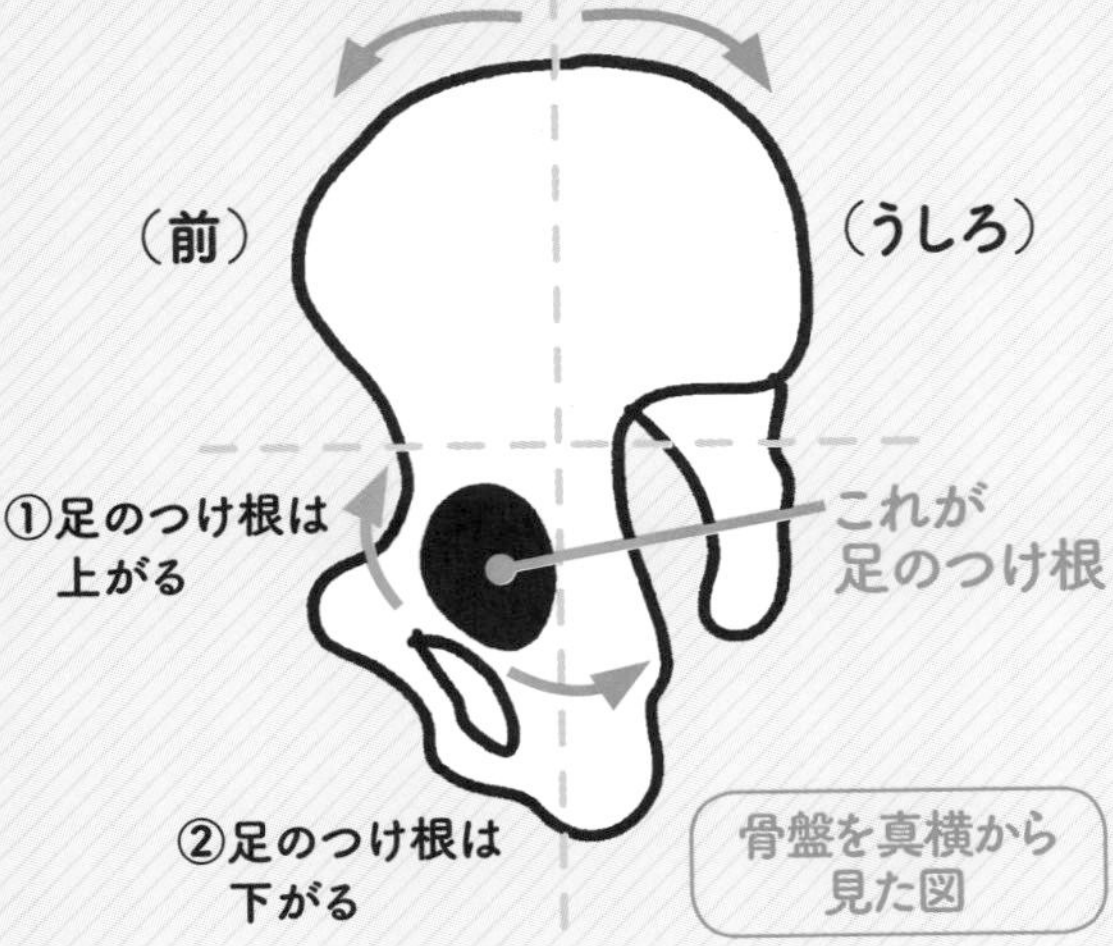
②骨盤が前に傾くと
①骨盤がうしろに傾くと
（前）
（うしろ）
①足のつけ根は
上がる
これが
足のつけ根
②足のつけ根は
下がる
骨盤を真横から
見た図

6つのポイント
左右どちら?

足を伸ばして座り、カカトの位置が手前に見える方が短い足

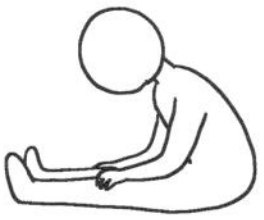

あお向けに寝て、ヒザを持ち胸に引き寄せやすかったほうが短い足

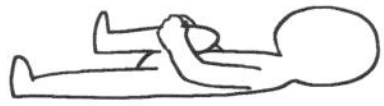

ウエストに手をのせて骨盤の位置の高いほうが短い足

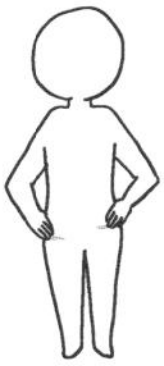

「休め」をして体重を乗せやすいほうが短い足

横座りをしたとき足を出しにくいほうが短い足

靴のカカトが多くすり減っているほうが短い足

左右どちらが多かった?

「多かったほう=短い足」

と判断します

STEP1 の結論

私は 右足 or 左足 のほうが短い

見つけよう！
あなたのための
ぴょんぴょん体操
STEP 2

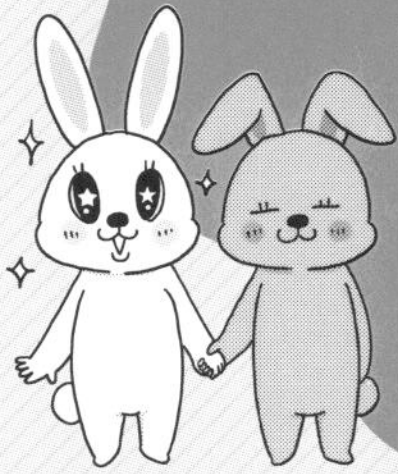

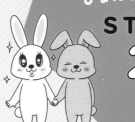

開いている骨盤は左右どっち？骨盤の「開き具合」がわかります。

さまざまな要因で起こる骨盤の開き。とくに骨盤後部の開きは、からだの不調の原因となります。

骨盤後部の開きを診断しましょう。左右のどちらも内側に回しやすい人は、「どちらも開いている」という診断になります。


骨盤後部の開きは、足を伸ばして寝た状態での、つま先の可動域で判定します。

自然に足を伸ばしたとき、つま先が正常位置（およそ45度の角度）よりも内側にあるほうは、骨盤のうしろが開いているといえます。また、寝たままの状態で、足先を内側に閉じます（図①）。左右どちらが内側に閉じやすいでしょうか。閉じやすい（＝外に開きにくい）ほうが、骨盤後部が開いている側です（左ページ図）。

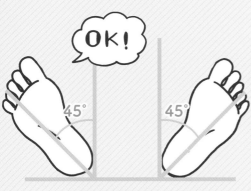

自然な状態での
正常なつま先の位置

内側に入りやすい足は左右どっち?

図①

①寝たままで足先を内側へ回します

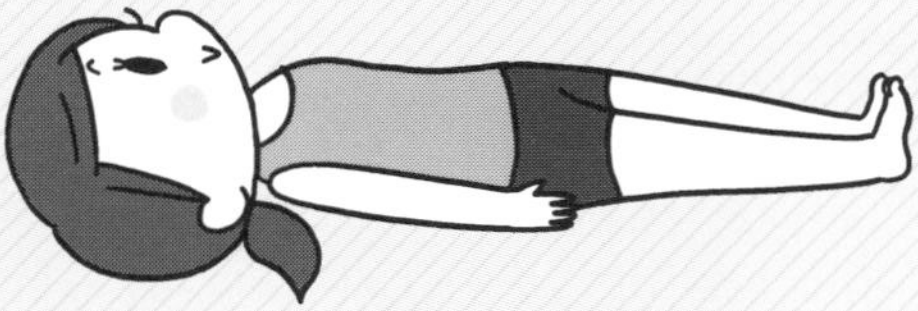

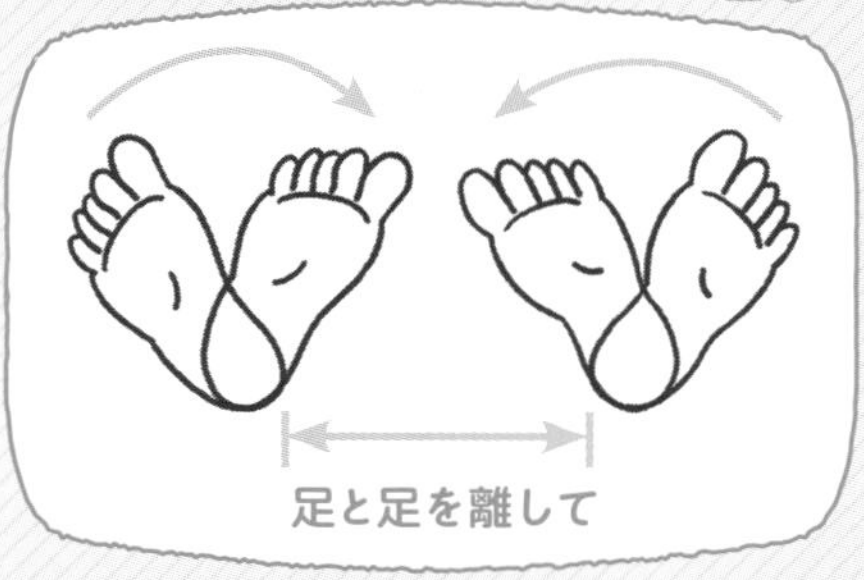

②左右どちらが内側に閉じやすい?

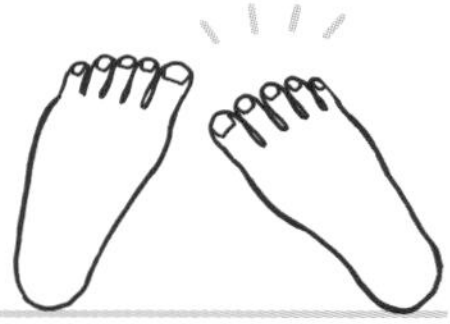

右が内側に回しやすい
右が開いている

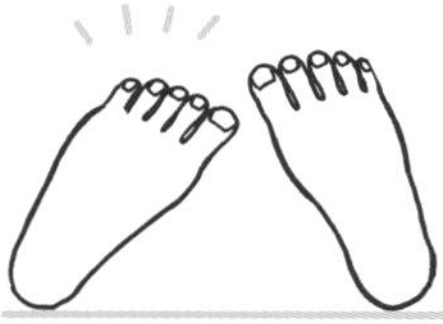

左が内側に回しやすい
左が開いている

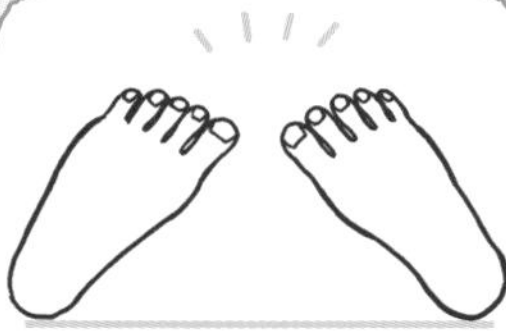

どちらも内側に回しやすい
両方開いている

内側に閉じやすい足はどっち?

STEP2の結論

私の骨盤は 右 or 左 or 両方 が開いている

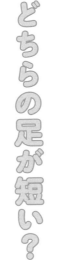

STEP1と2を組み合わせて足の位置を見つけよう

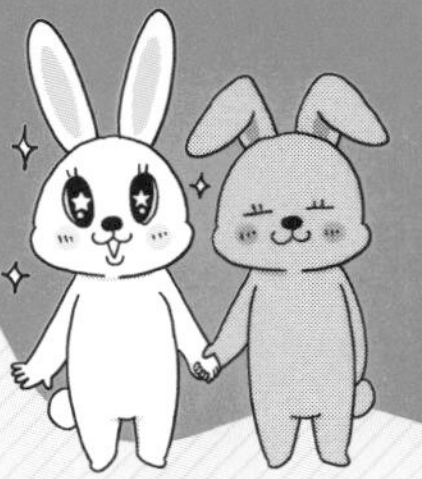

STEP1とSTEP2の結果を合わせて、表からあなたの「ぴょんぴょん体操」を見つけましょう。原則は、「短い足側」を引き、「骨盤後部が開いている側」のつま先を外に開く。この2点です。骨盤左右のゆがみと開きを矯正した状態で跳ねます。

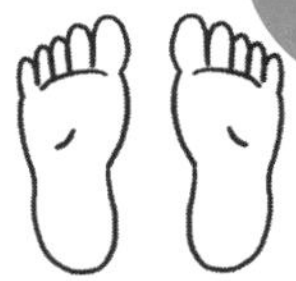

1と2の組み合わせであなたの足の位置を見つけよう

どちらの足が短い？ 原則 短いほうの足をうしろに引く	原則 開いている骨盤側の足のつま先を外に開く 右
右	右足を引き、右つま先を外に 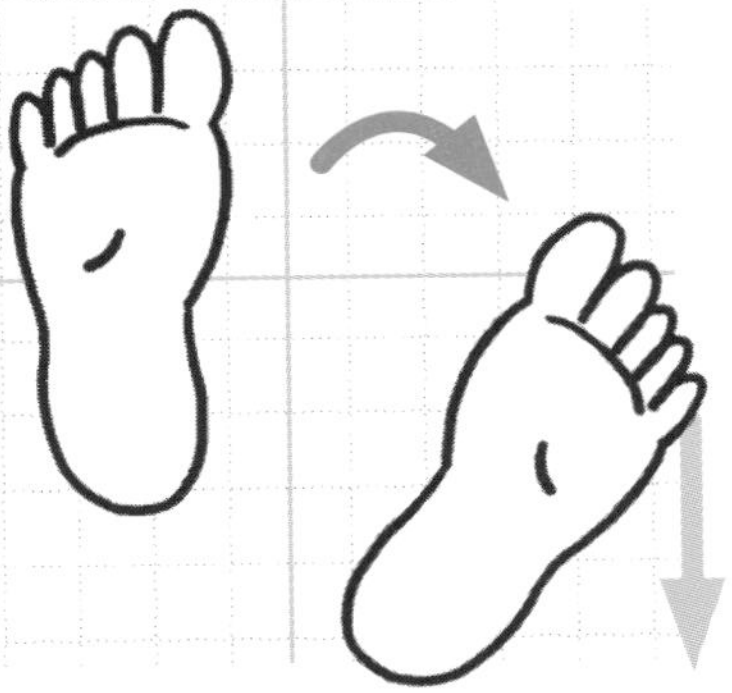
左	左足を引き、右つま先を外に 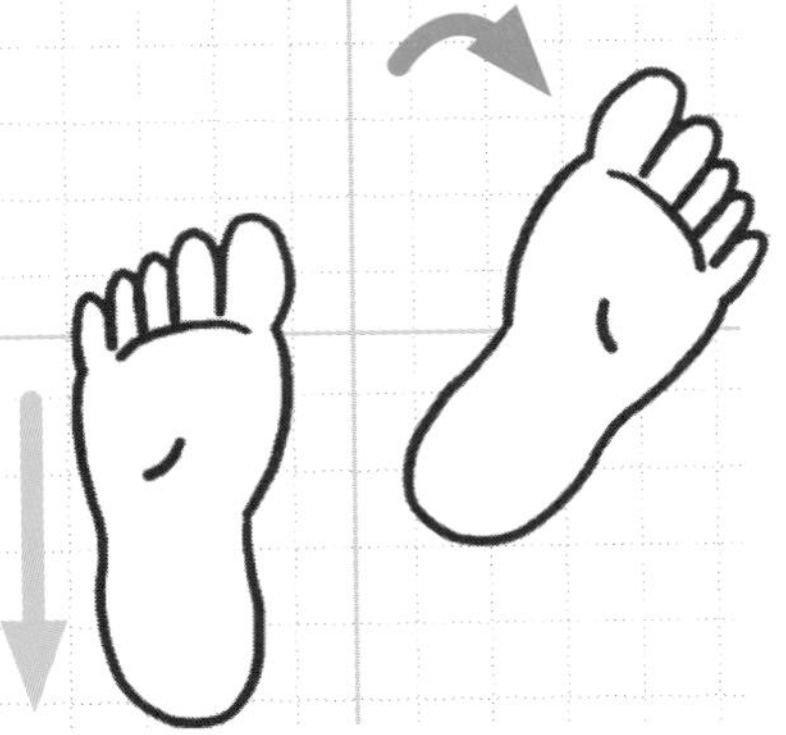

骨盤が開いているのはどっち？

どちらも開いている	左
右足を引き、両つま先を外に 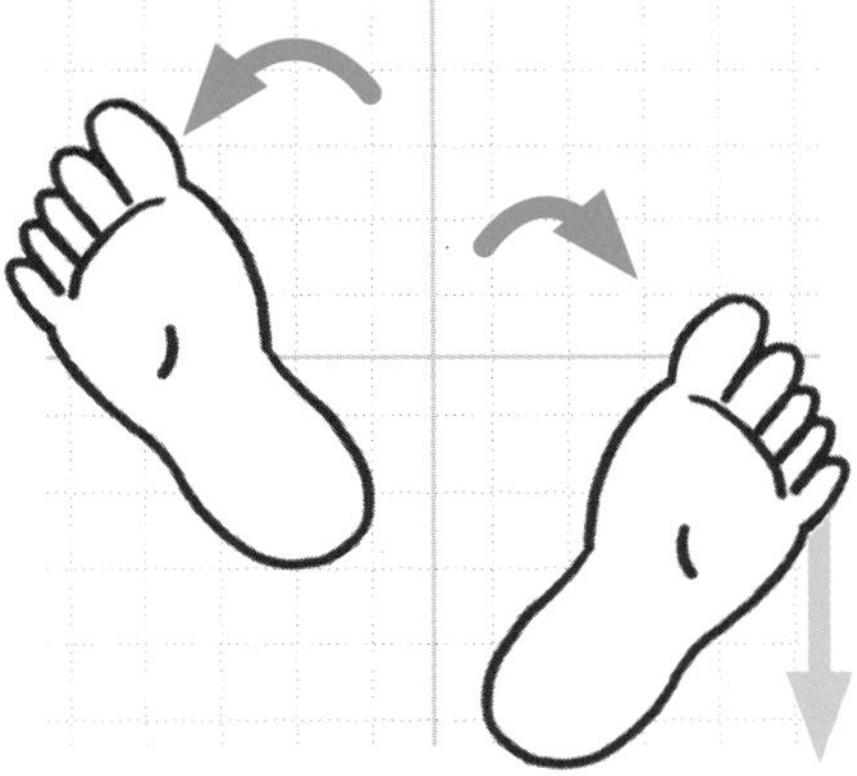	右足を引き、左つま先を外に 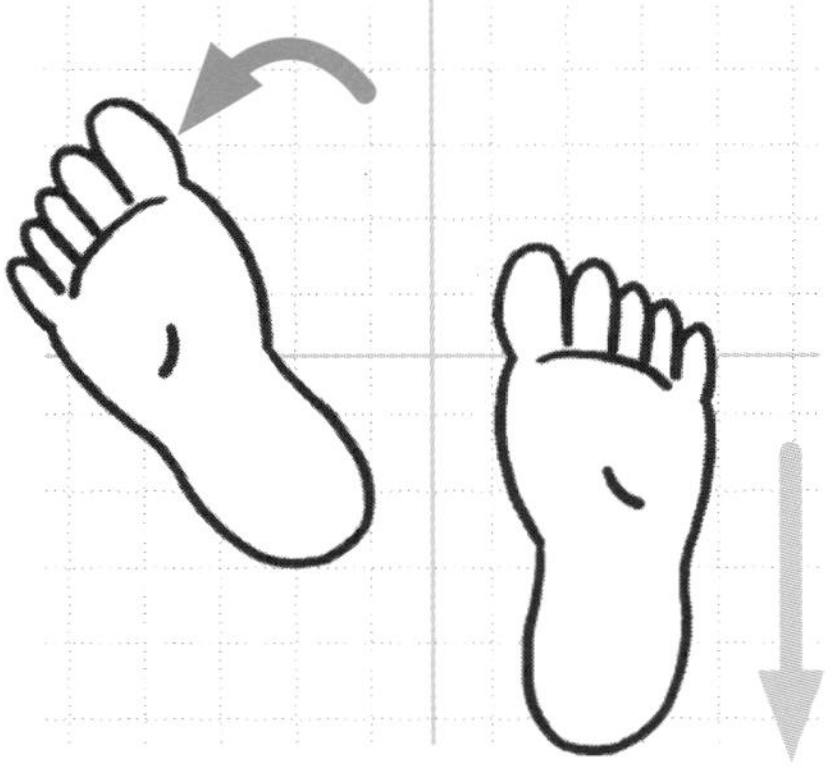
左足を引き、両つま先を外に 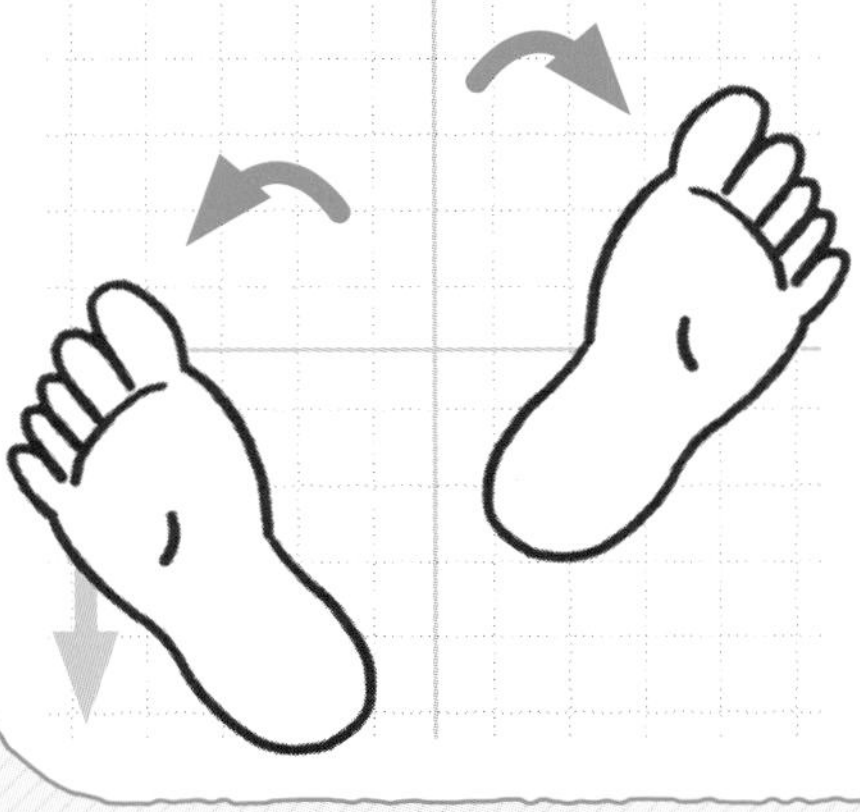	左足を引き、左つま先を外に 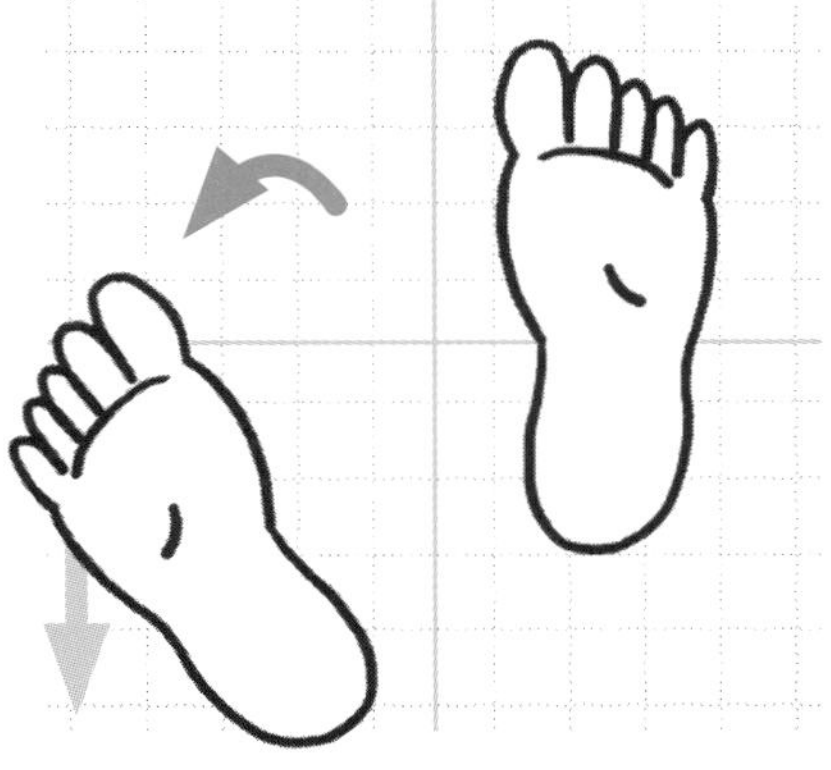

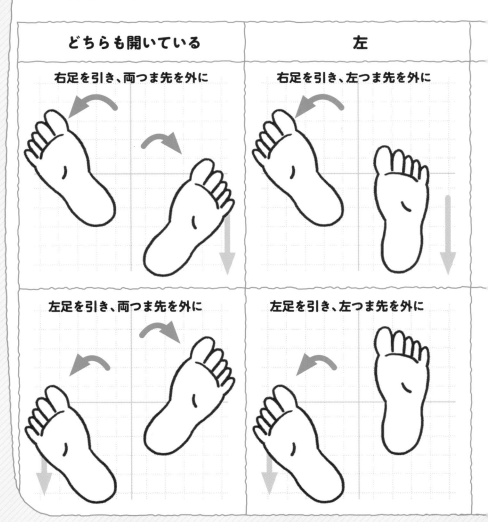

ぴょんぴょん体操 スタンダード

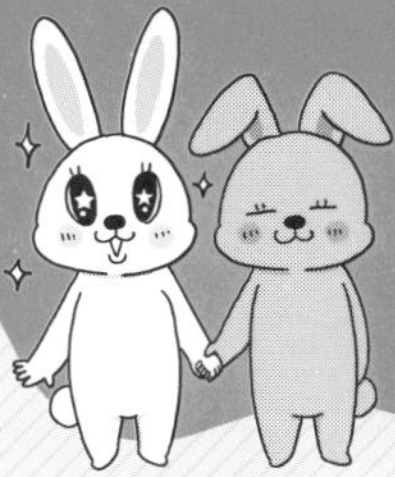

ぴょんぴょん体操スタンダードは、どんな症状にも適応する基本形です。86～87ページで見つけたあなたの骨盤のゆがみに応じた足の位置で跳ねます。その場で1分。最初はツライかもしれませんが、頑張ってみましょう。

1

あなたの足の位置に両足をセットします

2

両手をだらんと下に垂らした状態で、その場で1分間跳ねます

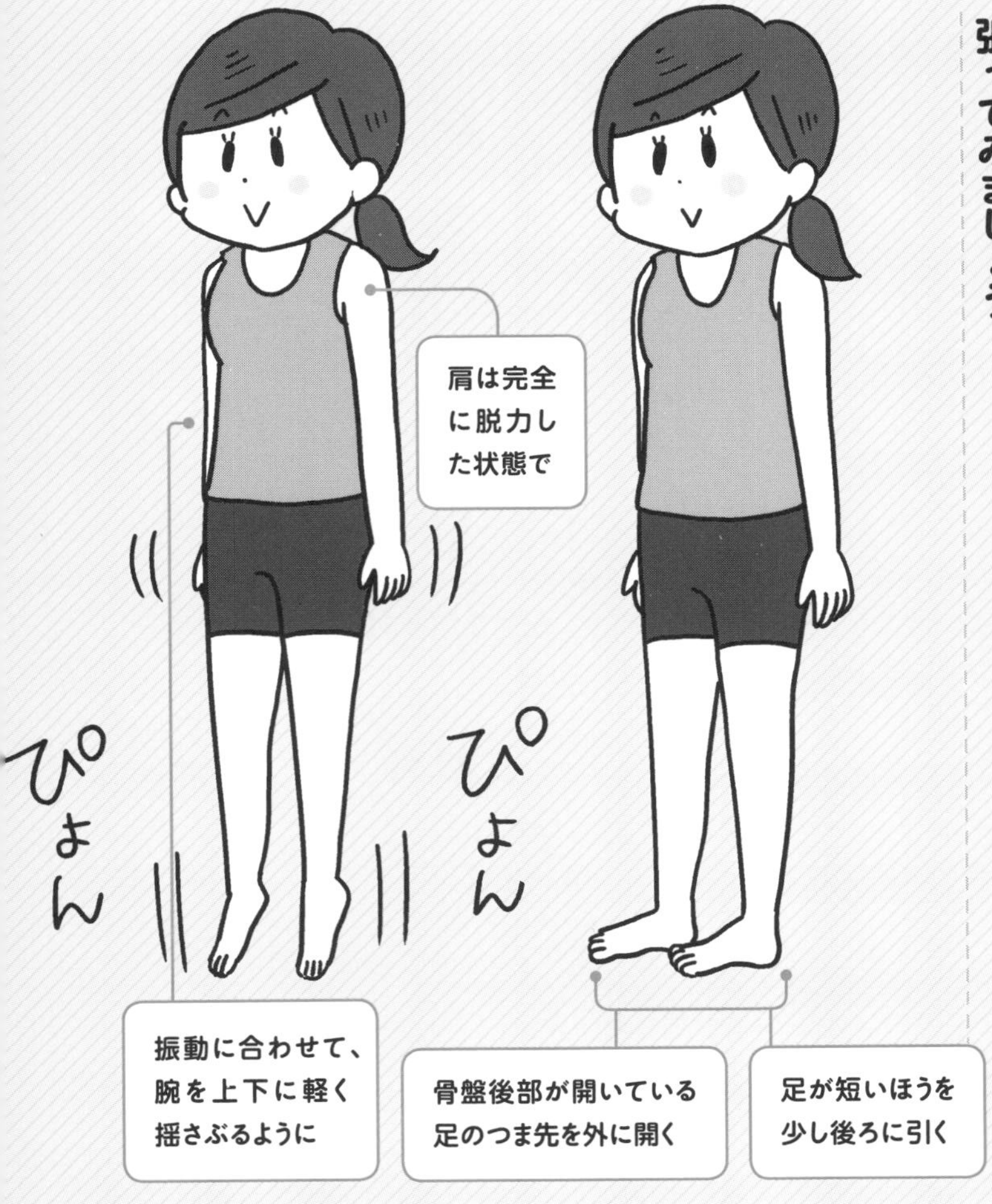
肩は完全に脱力した状態で
ぴょん
ぴょん
振動に合わせて、腕を上下に軽く揺さぶるように
骨盤後部が開いている足のつま先を外に開く
足が短いほうを少し後ろに引く

やってみましょう、ぴょんぴょん体操。朝、昼、夜の1日3回行うと、こんな効果が期待できます！

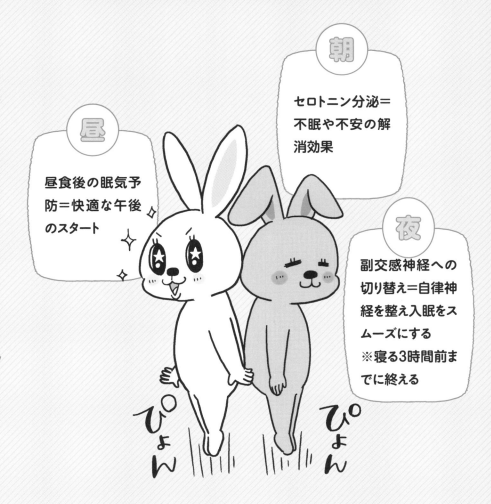

朝

セロトニン分泌＝不眠や不安の解消効果

昼

昼食後の眠気予防＝快適な午後のスタート

夜

副交感神経への切り替え＝自律神経を整え入眠をスムーズにする
※寝る3時間前までに終える

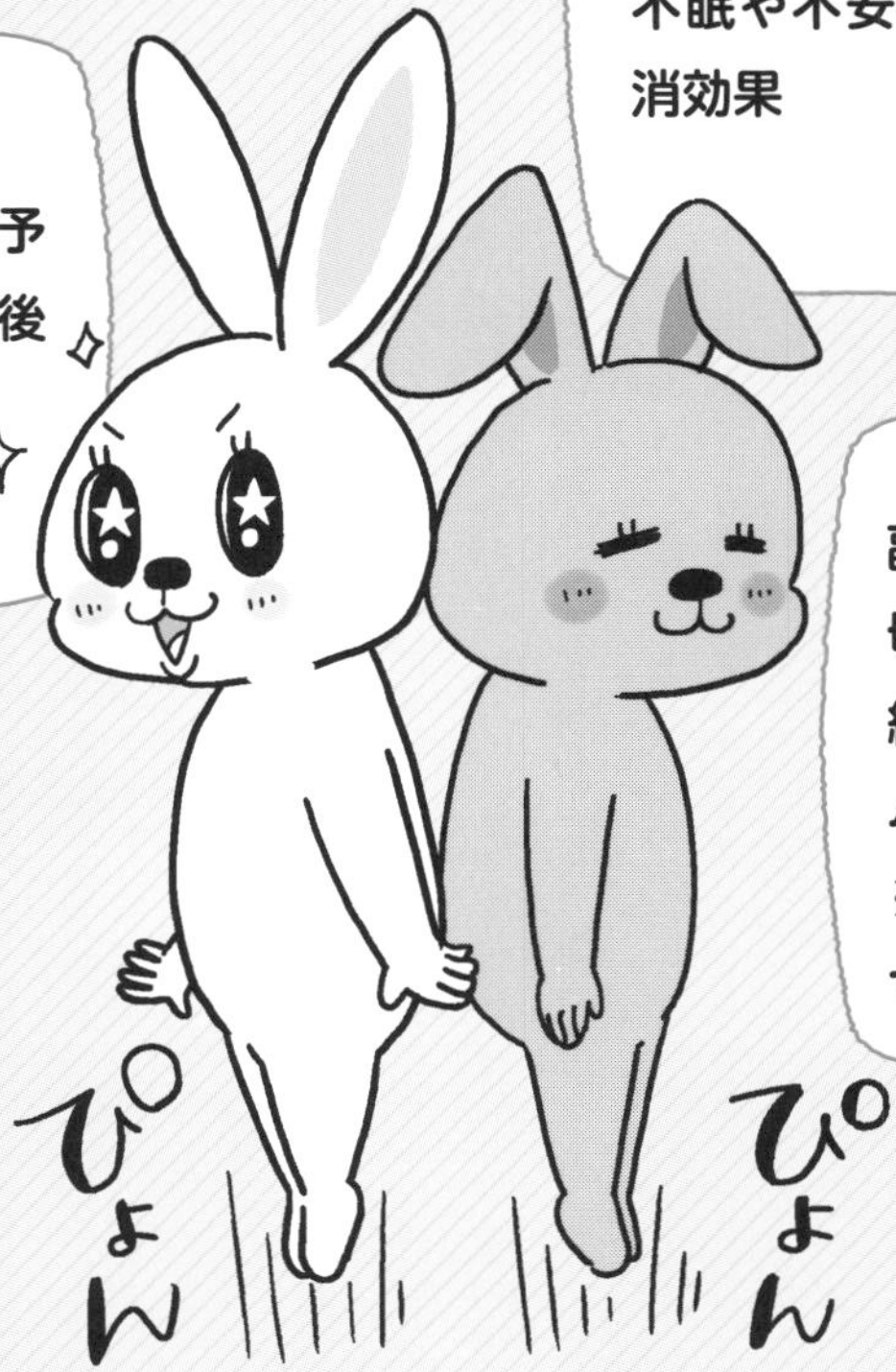

ぴょんぴょん体操注意事項とルール

1

取り組み始めて間もないうちにムリをしてしまうと、関節や筋肉を痛めてしまう可能性があります。はじめはやりすぎないように、痛みを感じたらすぐに停止してください。

2

ぴょんぴょん体操に慣れてくると、自然と長時間跳べるようになっていきます。さらなる効果を手に入れたい人は、跳べるだけ跳んでOK。痛みや違和感がないかぎり、時間の制限はありません。また長く跳ぶことでの弊害もありません。

3

一定期間行ってみて、足の長さはもうそろっているが、骨盤の開きにはまだ以前と同様のゆがみがある場合は、骨盤の開き解消の足のつま先開きのみを残して、足の長さの左右差解消ステップはノーマルに戻します（※逆に骨盤の開きだけが解消された場合も同様です）。

4

足の長さや骨盤の開きがすべて解消されたとしても、ぴょんぴょん体操は継続してください。位置を変えずに普通に両足をそろえて跳ねるだけでも、末端が刺激されることでの自律神経調整効果は十分に発揮されます。

5

アスファルトやコンクリートなど、地面の固い場所で行う際には、ランニングシューズなどカカトに衝撃吸収機能のあるものをはいて行ってください。

6

腰や膝、股関節や足首などに強い痛みが発生している場合には、一定期間中断するか、地面に足をつけたまま跳ねるような動作（膝を屈伸させるだけ＝実際には跳ばない方法）で行ってください。

7

就寝直前は避けてください。就寝の3時間前までには終わらせるようにしてください。

8

暗い夜道で行う際には、事故や犯罪に巻き込まれる危険性もありますので、くれぐれもご注意ください。妊娠中や持病をお持ちの方は医師にご相談ください。

あなたのお悩みに合わせた、ぴょんぴょん体操バリエーション編

1回1分でできるぴょんぴょん体操は、いつでもどこでもできる、超お手軽な自律神経メンテナンス。

そこに、気になる症状へのアプローチもくわえて、一石二鳥！

どの腕の形で跳ねても、骨盤のゆがみを整え自律神経の不調を改善する効果に差はありません。

その日の体調や症状に合わせて、日によって変えてみるのもいいでしょう。

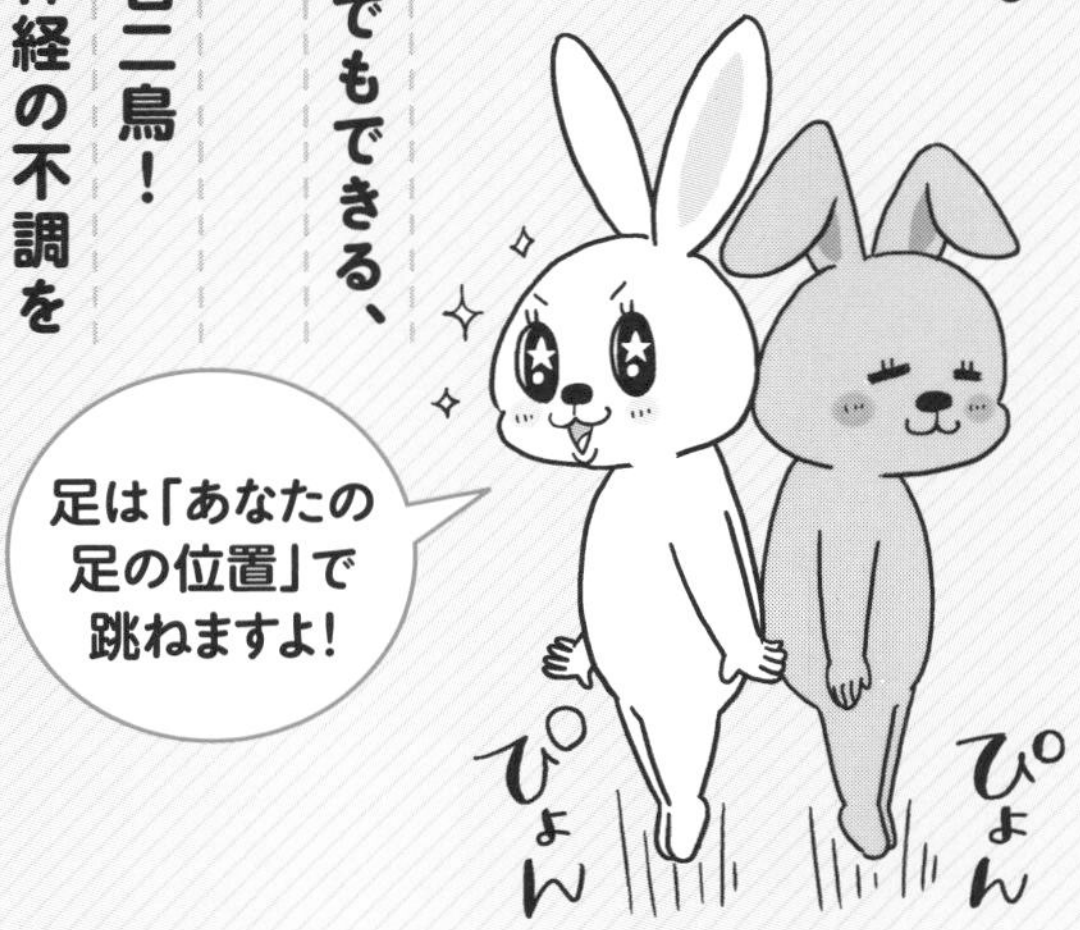
足は「あなたの足の位置」で跳ねますよ！
ぴょん
ぴょん

ぴょんぴょん体操

あなたの症状にカスタマイズ

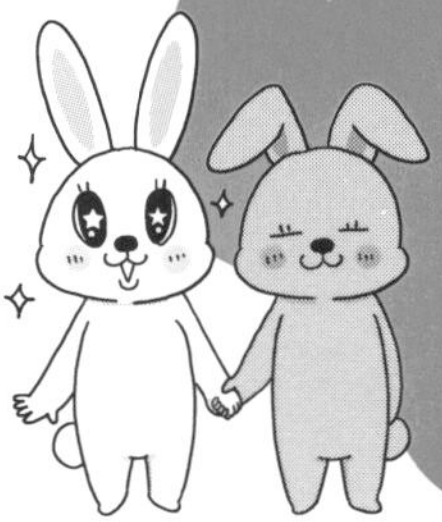

肩こり

肩こりがある人にも、
ぴょんぴょん体操はとてもオススメ。
肩まわりの筋肉をほぐすことで
肩こり改善も期待できます。

両腕を水平にし、肘を直角に曲げます。手のひらは正面を向けた姿勢で、基本のぴょんぴょん体操を行います。跳ねる動きに合わせて肩を軽く上下に揺さぶるようにします。

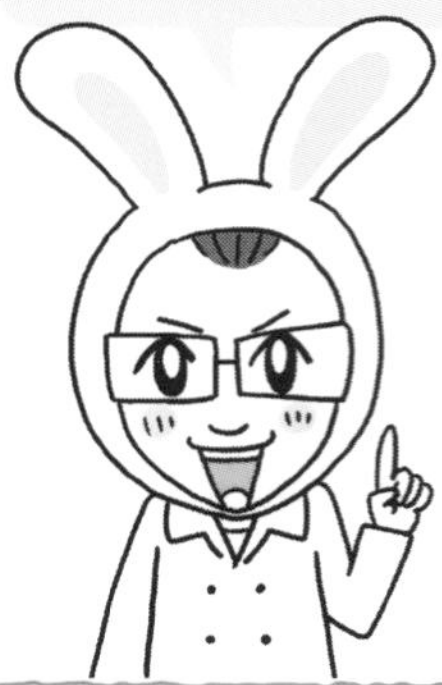

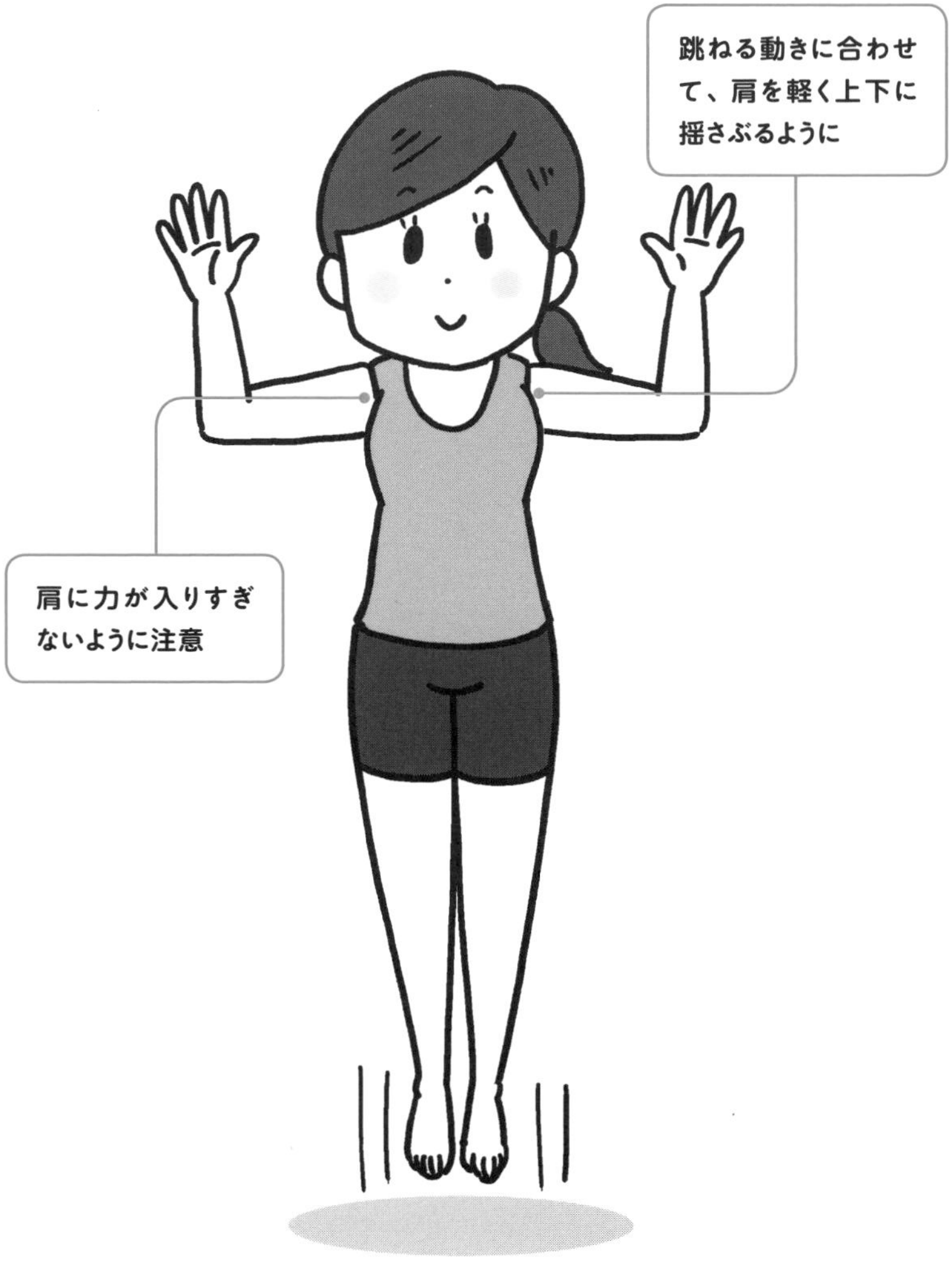
跳ねる動きに合わせて、肩を軽く上下に揺さぶるように
肩に力が入りすぎないように注意

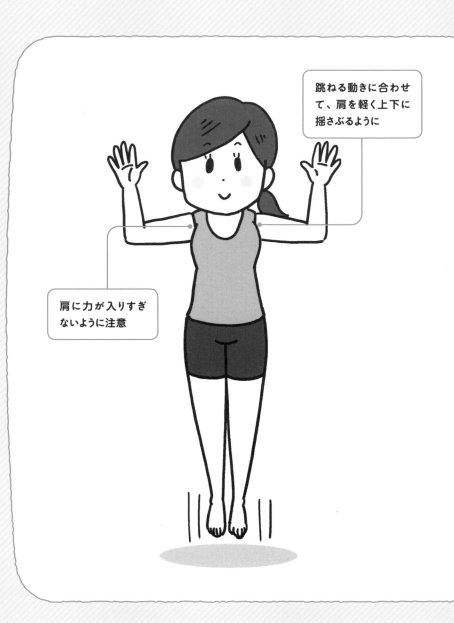

ぴょんぴょん体操
あなたの症状にカスタマイズ

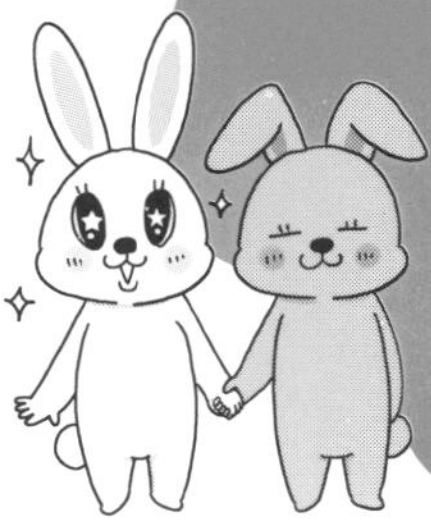

姿勢改善

姿勢改善には、巻き肩を解消させることが効果的。背骨が整うのと同時に、猫背が解消され、胸郭も広がります。

両腕を頭上に伸ばし、手の甲と甲を合わせます。
腕をピンと伸ばしながら跳ねます。
姿勢が前かがみにならないようにしましょう。

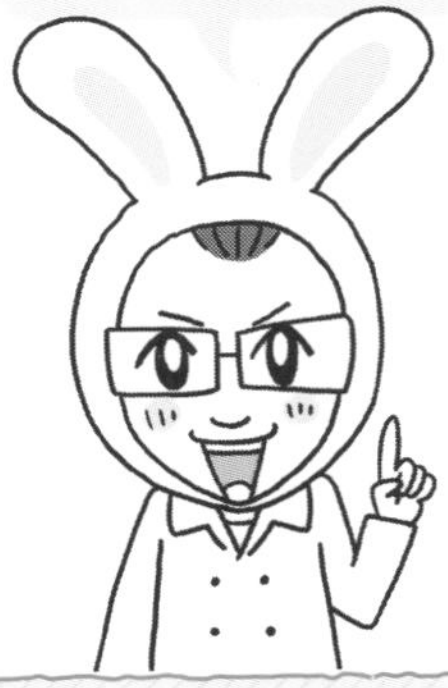

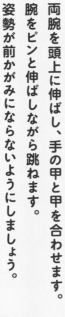

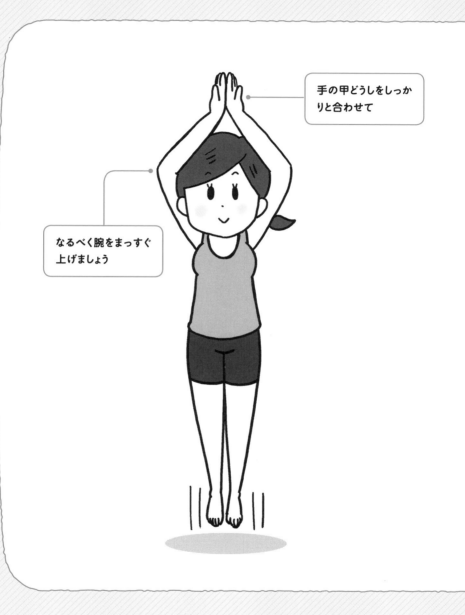

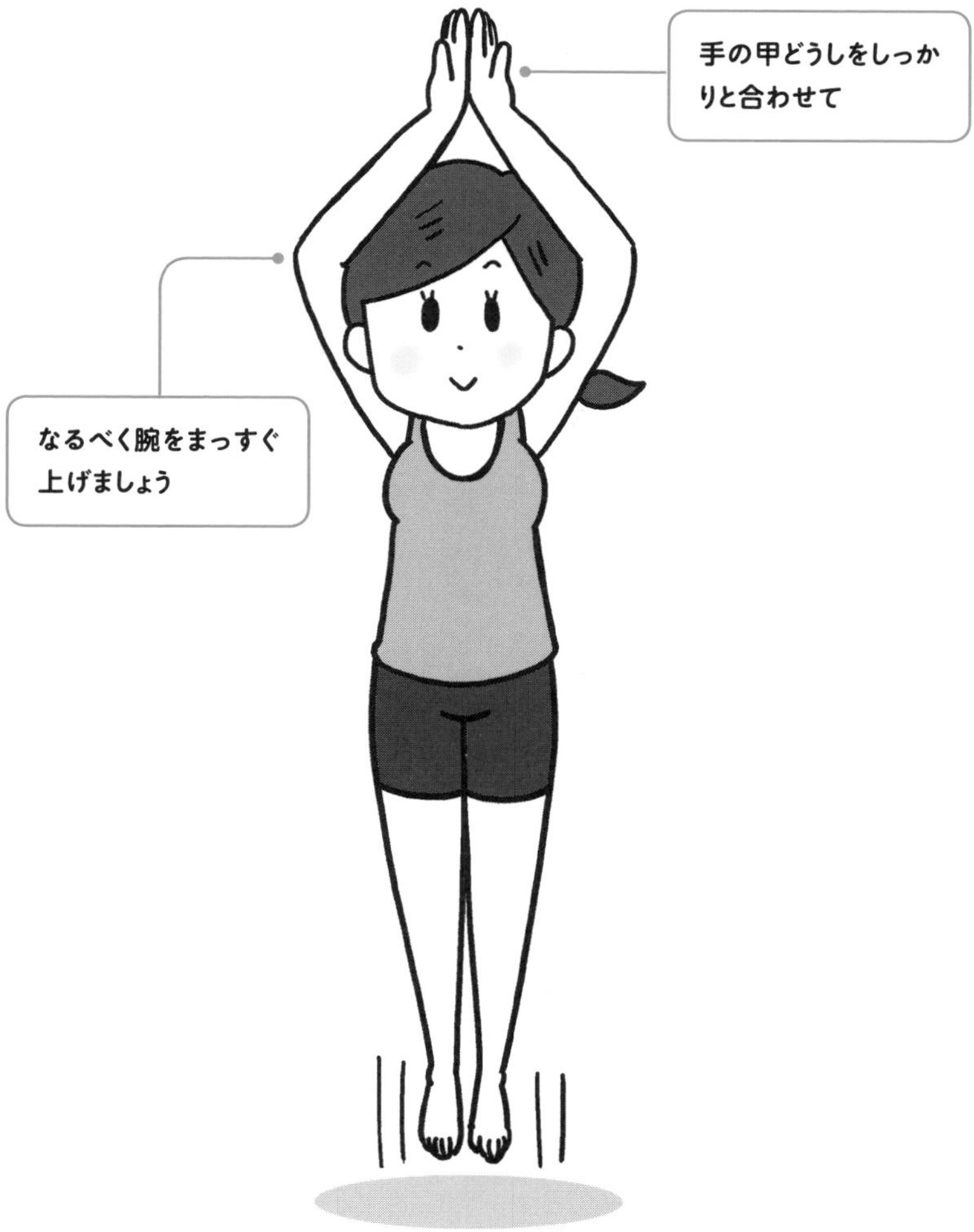
手の甲どうしをしっかりと合わせて
なるべく腕をまっすぐ上げましょう

ぴょんぴょん体操

あなたの症状にカスタマイズ

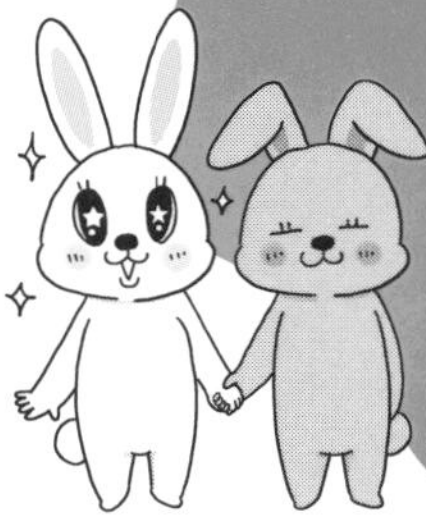

五十肩の予防

若い年齢でも、
肩が上がらなくなる人は増えています。
肩関節の固まりを取るように、
振動を与えるようなイメージで。

両腕を頭上に伸ばし、バンザイをしながら跳ねます。
肩の力を抜いて、跳ねる動きに合わせて肩を軽く上下に揺さぶるようにしてください。

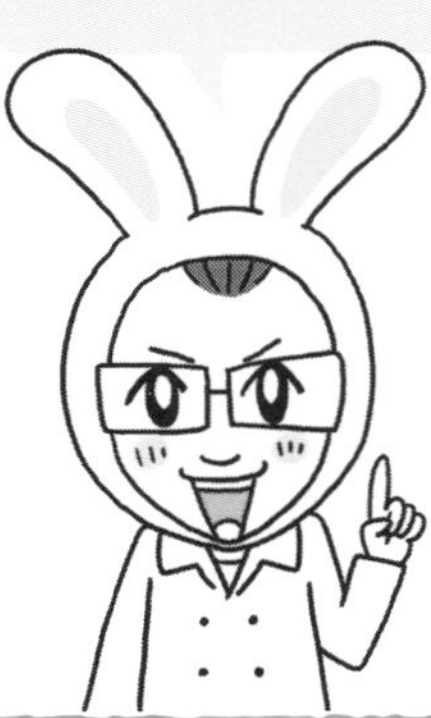

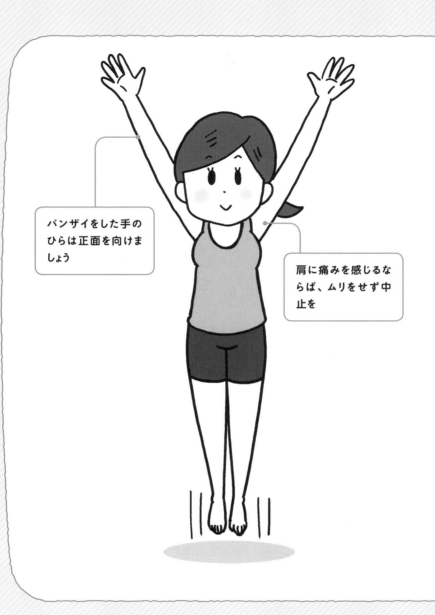

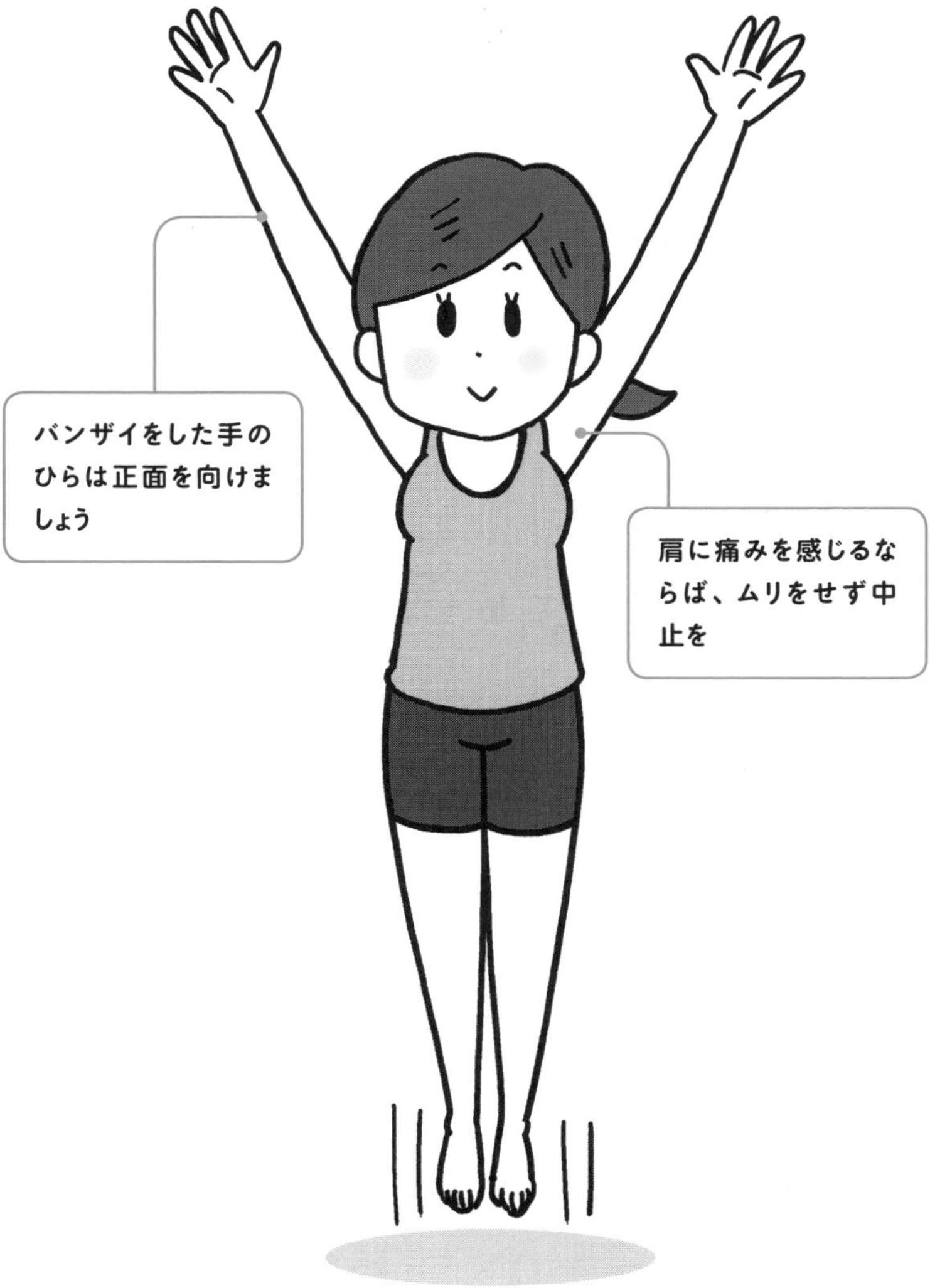
バンザイをした手のひらは正面を向けましょう
肩に痛みを感じるならば、ムリをせず中止を

ぴょんぴょん体操

あなたの症状にカスタマイズ

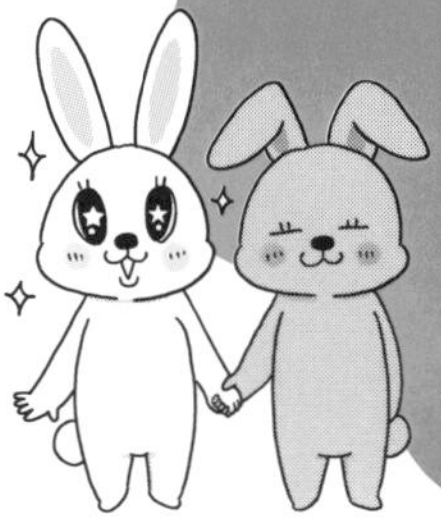

腰痛

腰痛持ちの方にやっていただくと、
腰痛予防に効果的な
このぴょんぴょん体操。
痛い日に行ってもかまいません。

親指をうしろ側にして、両手で左右の腰をつかむようにします。
腰の痛いところがあれば、そこに親指を強く押しつけた状態で、跳ねます。

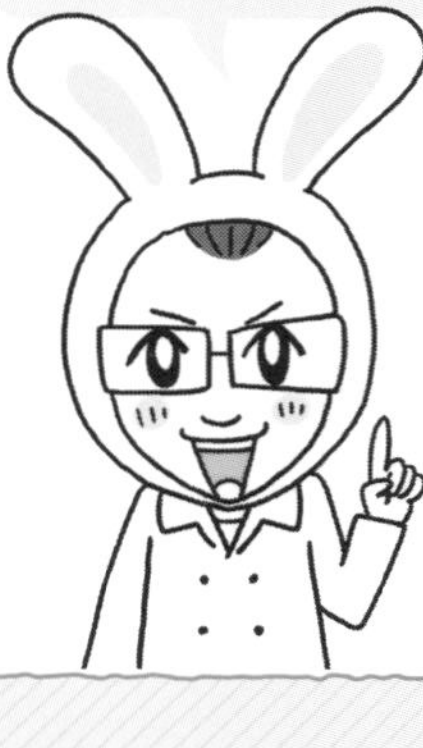

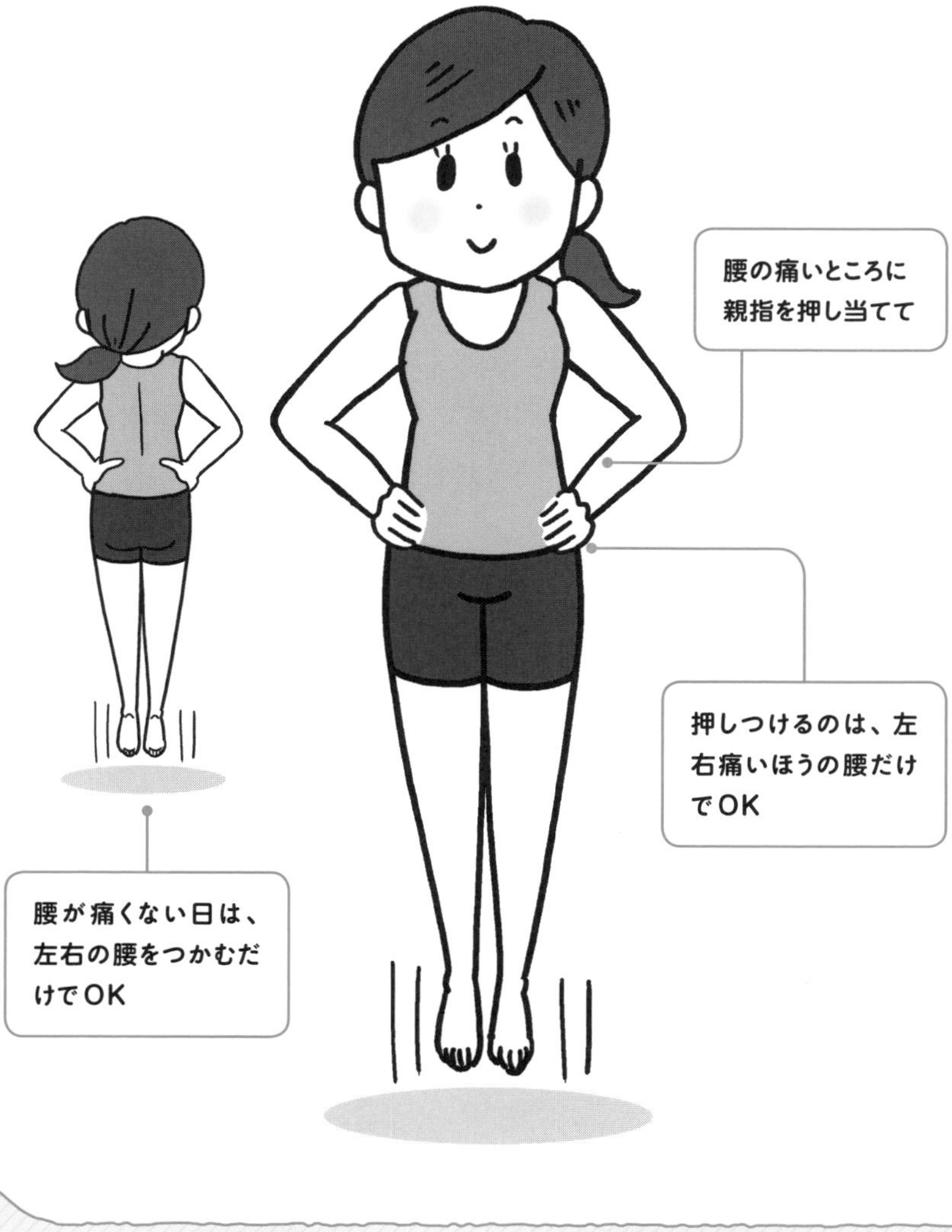
腰の痛いところに
親指を押し当てて
押しつけるのは、左右痛いほうの腰だけでOK
腰が痛くない日は、左右の腰をつかむだけでOK

ぴょんぴょん体操

あなたの症状にカスタマイズ

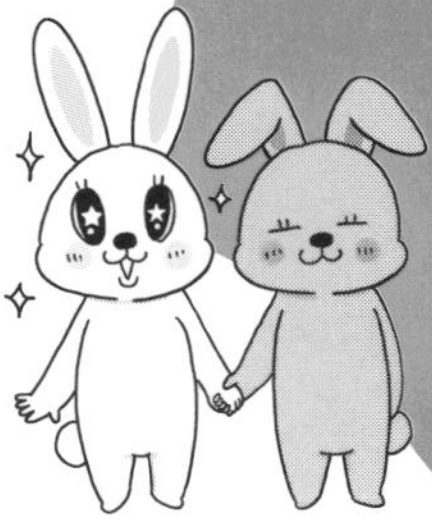

手の冷え

ぴょんぴょん体操に縄跳びの手の動きをくわえると、冷え性改善にとても効果的です。手を回すことで遠心力が働き、腕全体の血流が良くなります。

縄跳びしながらぴょんぴょん体操をするイメージです。跳ねるスピードに合わせて、両手首を軽く回しながら跳ねます。

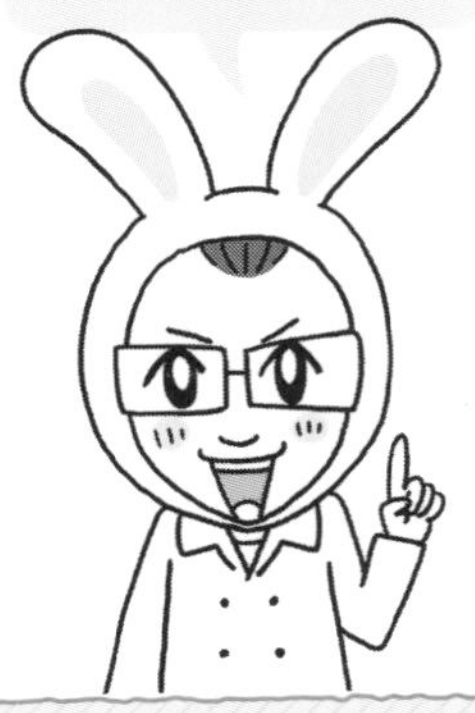

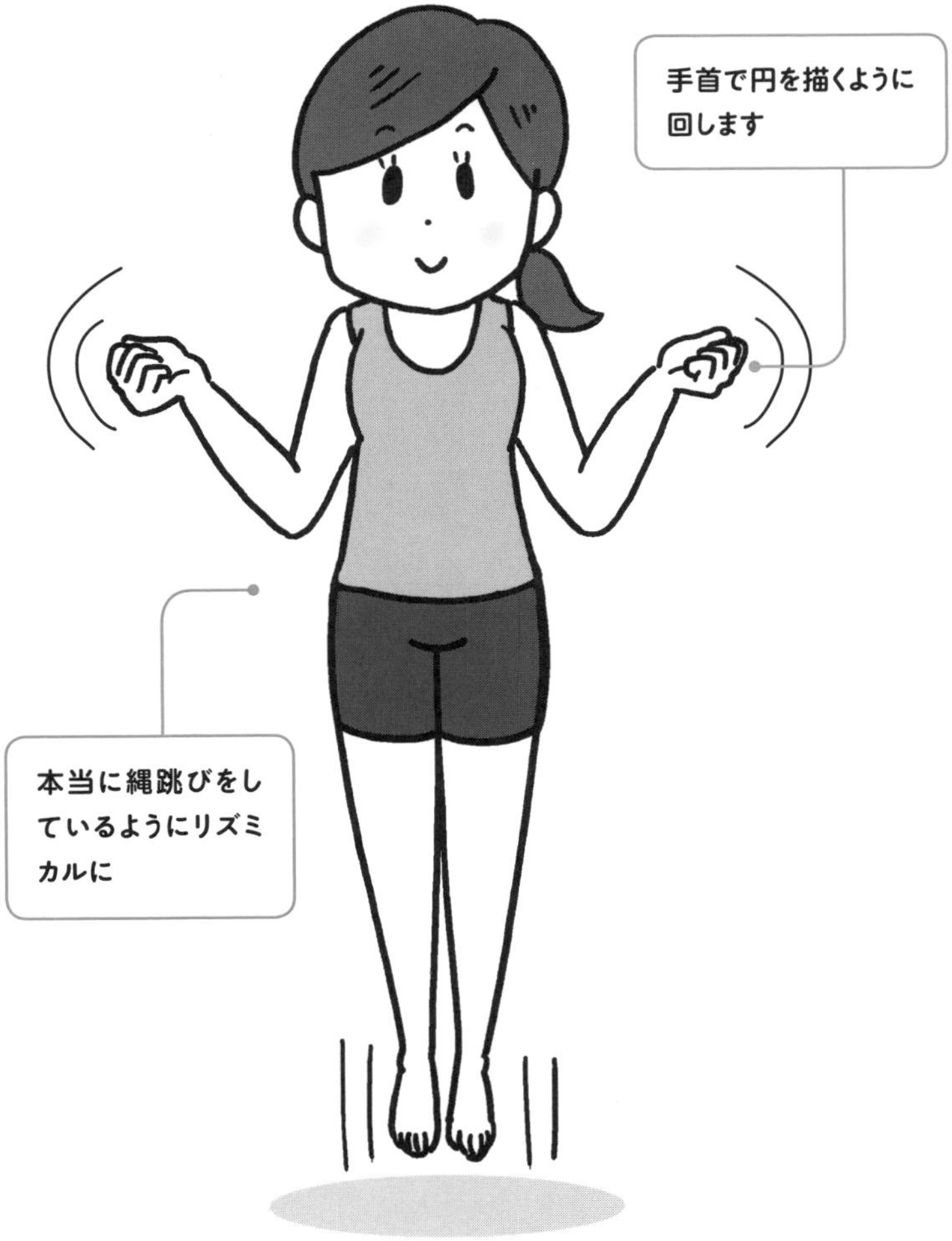
手首で円を描くように
回します
本当に縄跳びをしているようにリズミカルに

ぴょんぴょん体操

あなたの症状にカスタマイズ

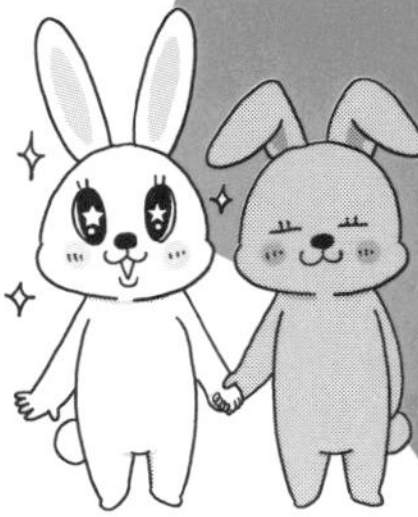

手首と腕の慢性疲れ

パソコン作業などのデスクワークで手首や腕が疲れている人にオススメのぴょんぴょん体操です。手首の関節の固まりが解消されて、腕の内側の筋肉がほぐれます。

両腕を肩の高さまで上げて床と平行に伸ばし、Tの字をつくります。手首はだらんと下に垂らした状態でぴょんぴょん体操を行います。手首の力を抜いて、跳ねる動きに合わせて手首を軽く上下に揺さぶるようにしてください。

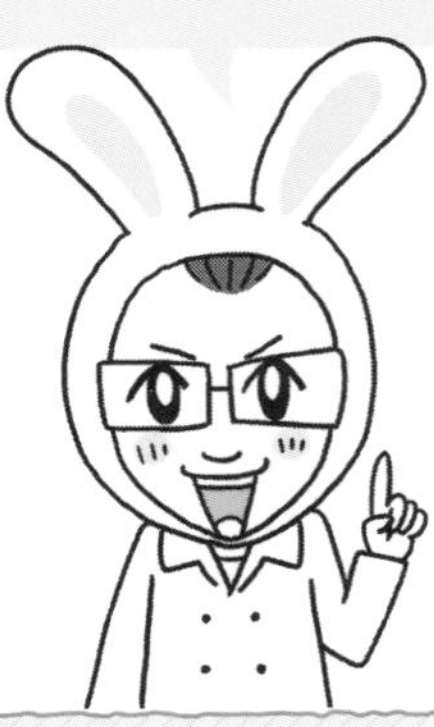

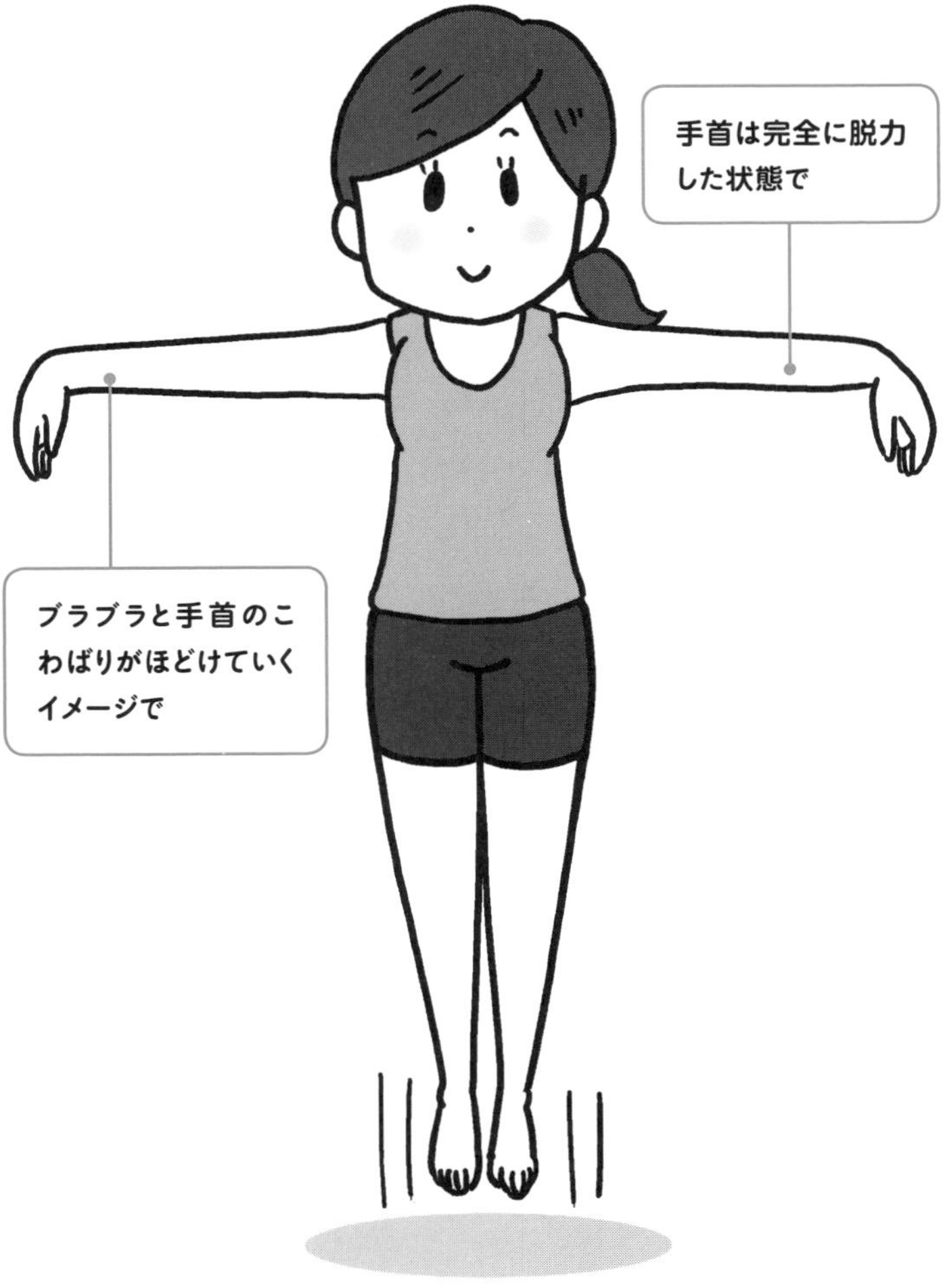
手首は完全に脱力
した状態で
ブラブラと手首のこ
わばりがほどけていく
イメージで

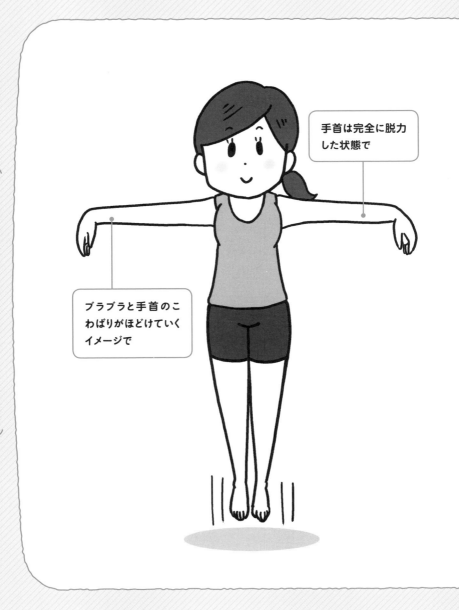

ぴょんぴょん体操

あなたの症状にカスタマイズ

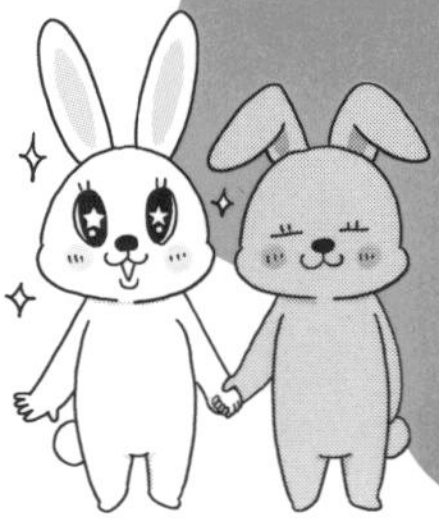

頭痛予防

頭痛持ちの方、また、目の奥やこめかみが痛くなる人にもオススメです。
側頭部の血流を上げることで、頭痛が起きにくくなります。

手を握って拳をつくり、両方の側頭部に当てます。拳を頭に強く押しつけながら跳ねます。こわばりを感じる箇所があれば、そこをほぐすようにします。拳がうまくつくれない人は、手のひらを強く押しつけながら行っても良いでしょう。

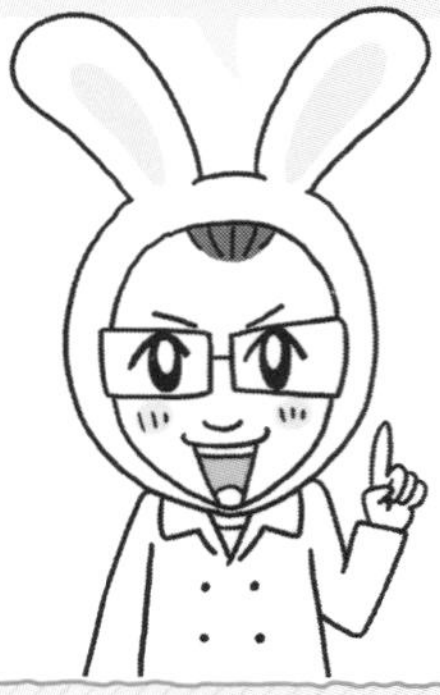

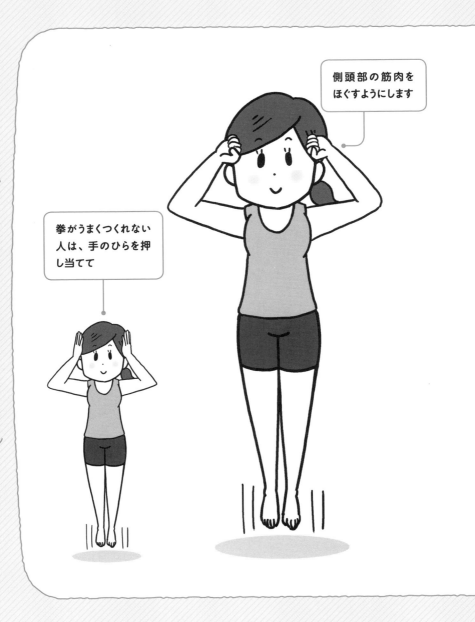

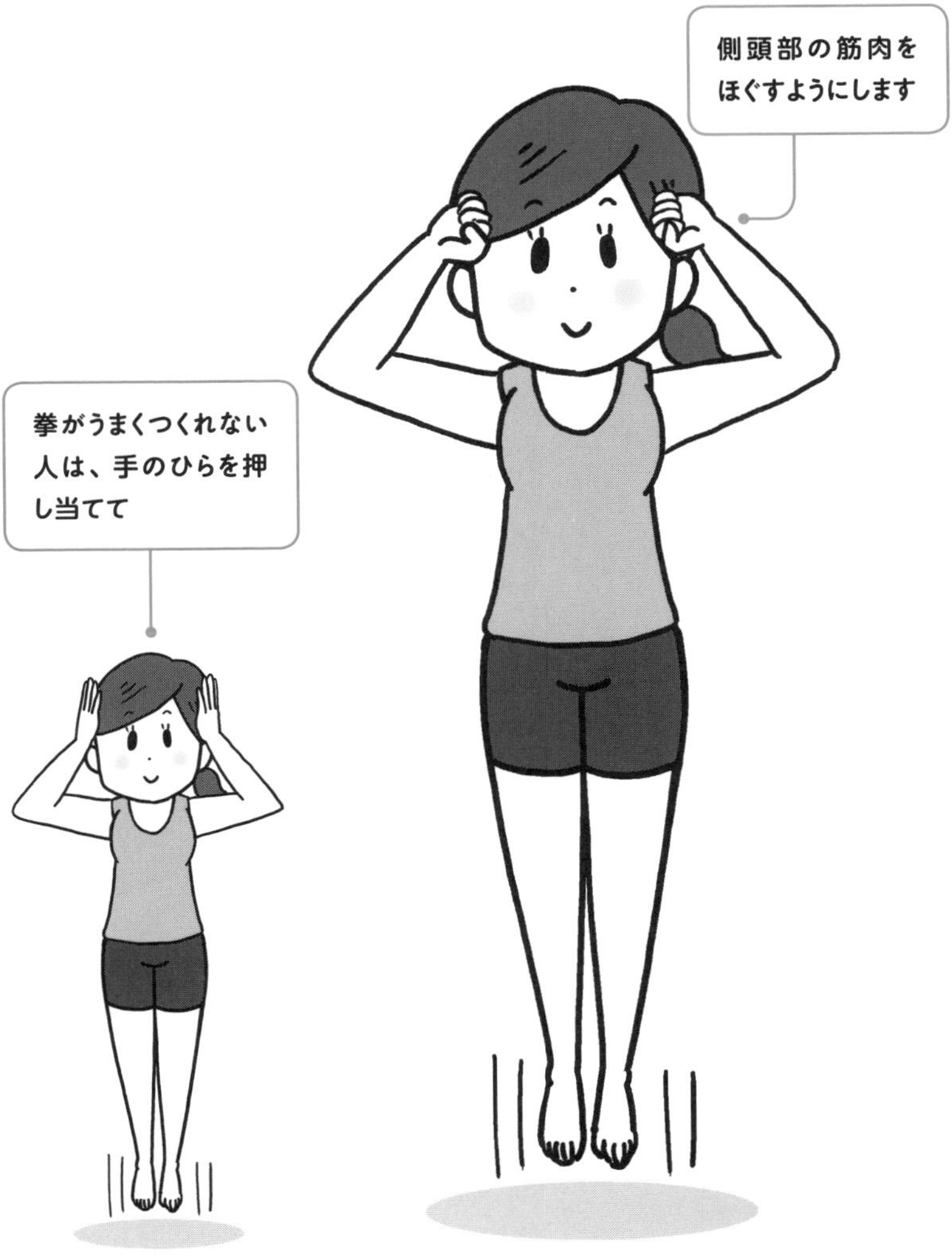
側頭部の筋肉をほぐすようにします
拳がうまくつくれない人は、手のひらを押し当てて

ぴょんぴょん体操
あなたの症状にカスタマイズ

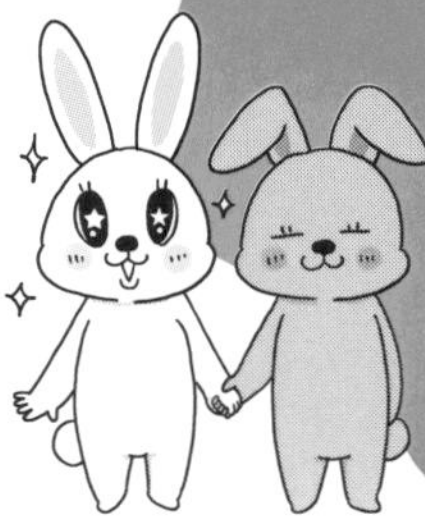

胃が弱い

弱っている内臓は、上からさするだけでもその働きを活性化させることができます。ぴょんぴょん体操によって内臓の働きに直結する自律神経を整え、さらに、さすることで摩擦による熱と刺激が、胃の活動を活発にします。

胃のあたりに両手のひらを当てた状態で、ぴょんぴょん体操を行います。跳ねる動きに合わせて、手のひらでおなかをさするように摩擦してください。

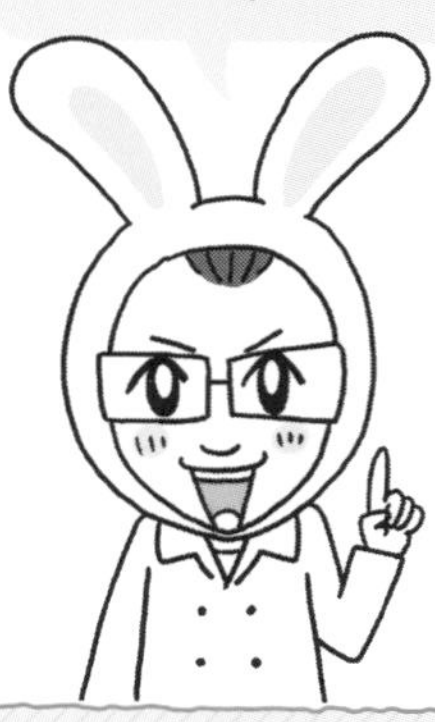

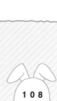

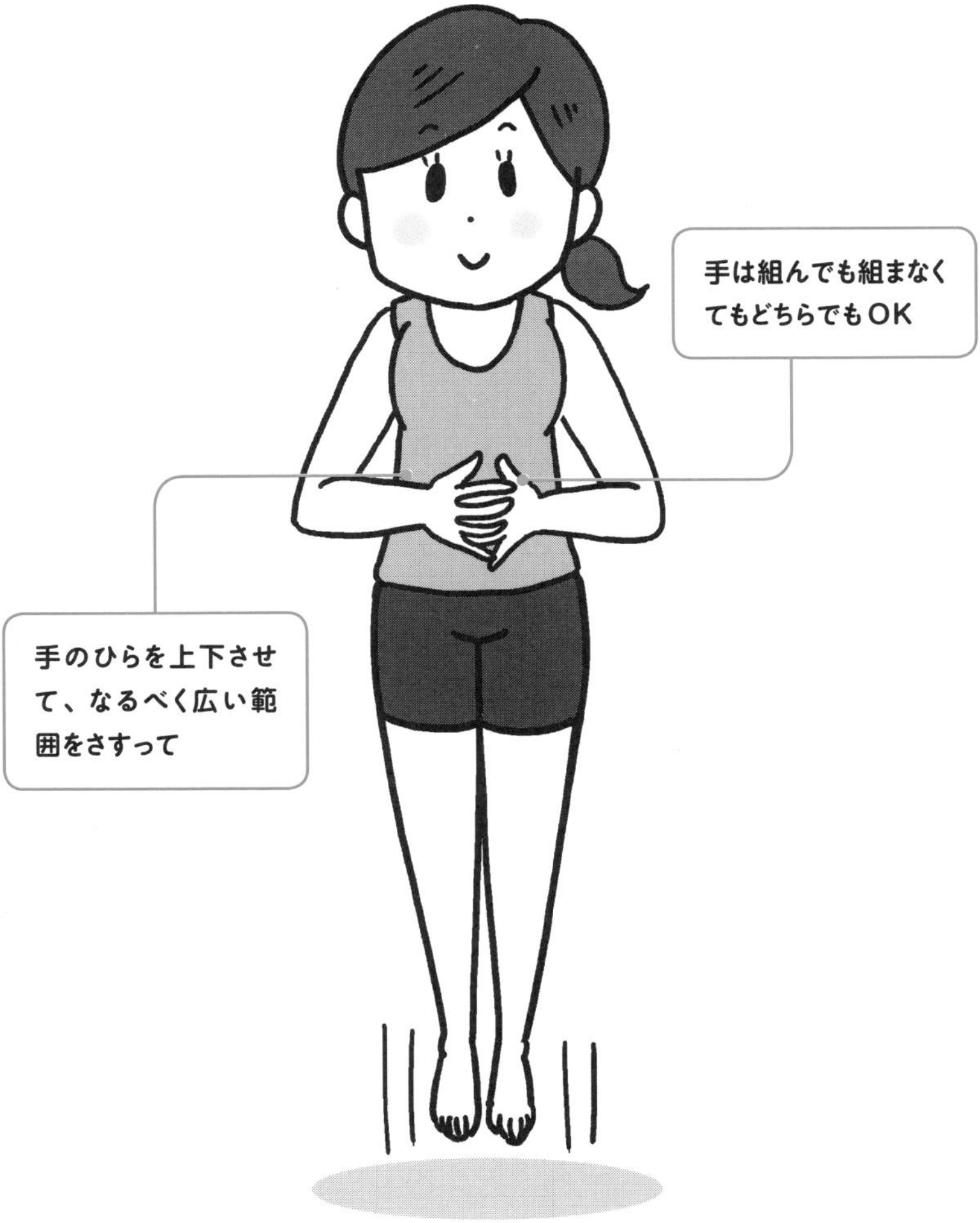
手は組んでも組まなくてもどちらでもOK
手のひらを上下させて、なるべく広い範囲をさすって

ぴょんぴょん体操

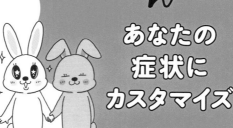

あなたの症状にカスタマイズ

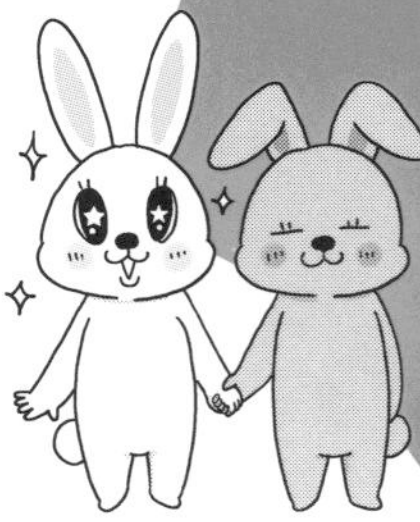

便秘

胃へのアプローチと同様に、内臓の働きを活性化します。大腸のラインにそって、上からさするだけでも効果があります。副交感神経優位のときに活発になる大腸のぜん動運動ですが、摩擦による熱と刺激もくわえてより活発にします。

下腹の大腸のあたりに手を当てた状態で、ぴょんぴょん体操を行います。跳ねる動きに合わせて、手のひらで下腹をさするように摩擦してください。

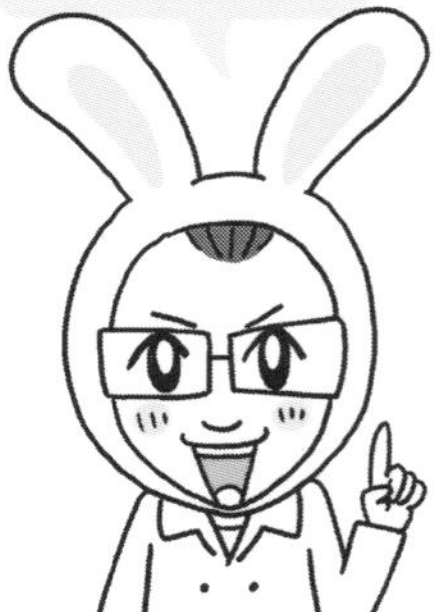

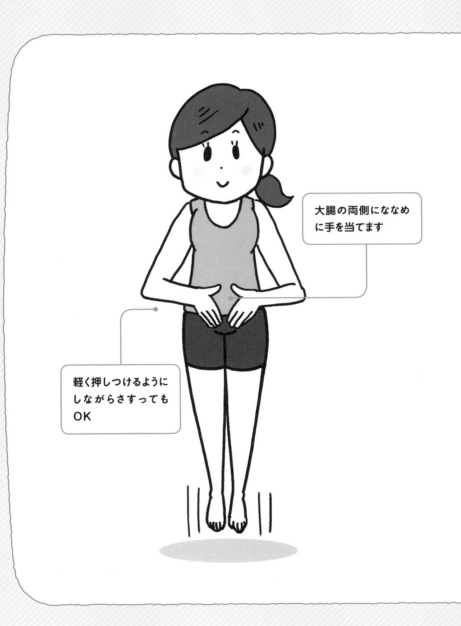

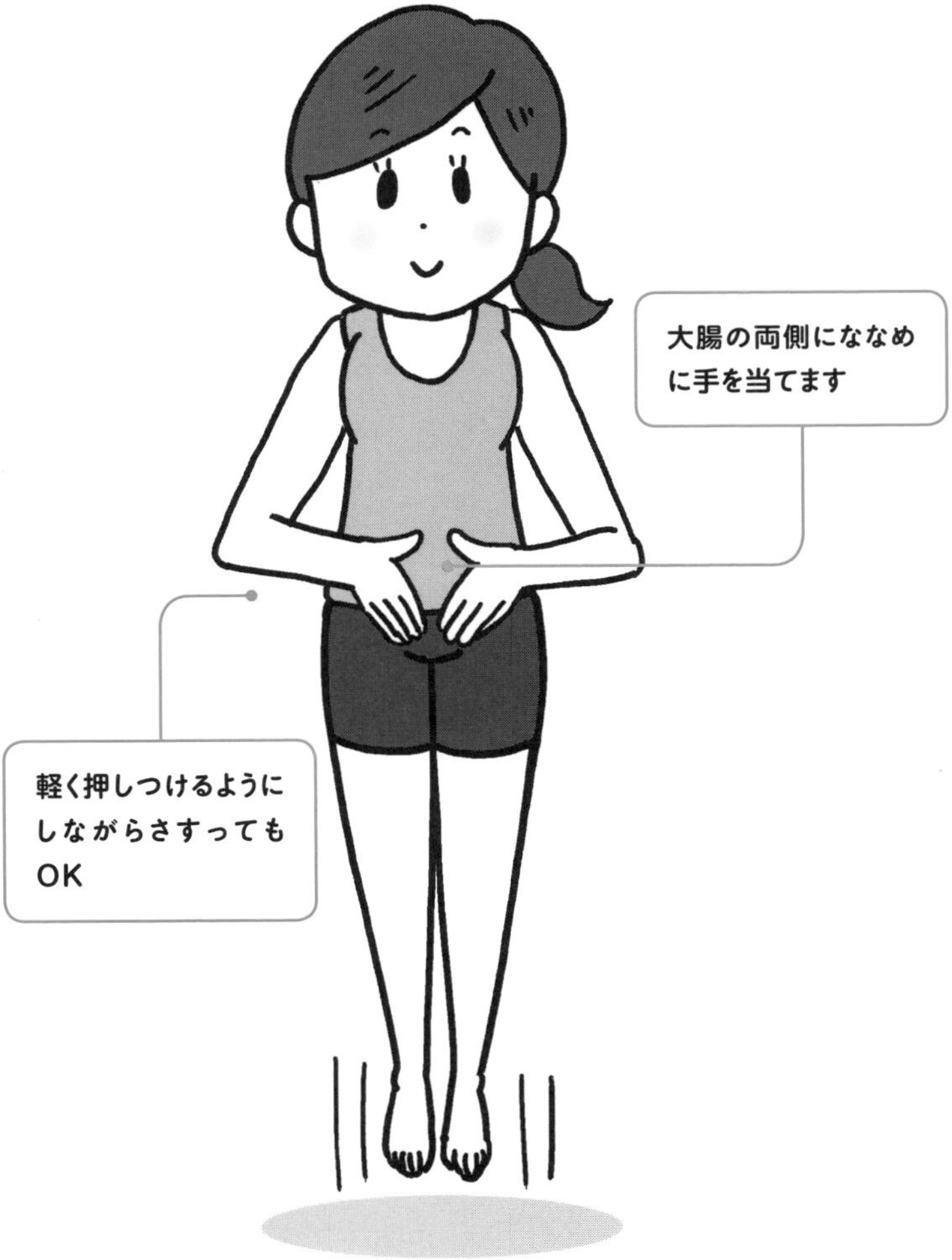
大腸の両側にななめに手を当てます
軽く押しつけるようにしながらさすってもOK

ぴょんぴょん体操 番外編

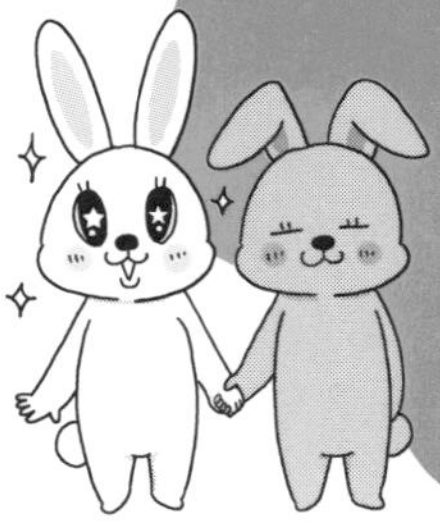

幸運体質

ウキウキ、わくわくは自分でつくる!
イヤなことがあった日こそ、口角を上げて、
笑った状態で跳ねます。

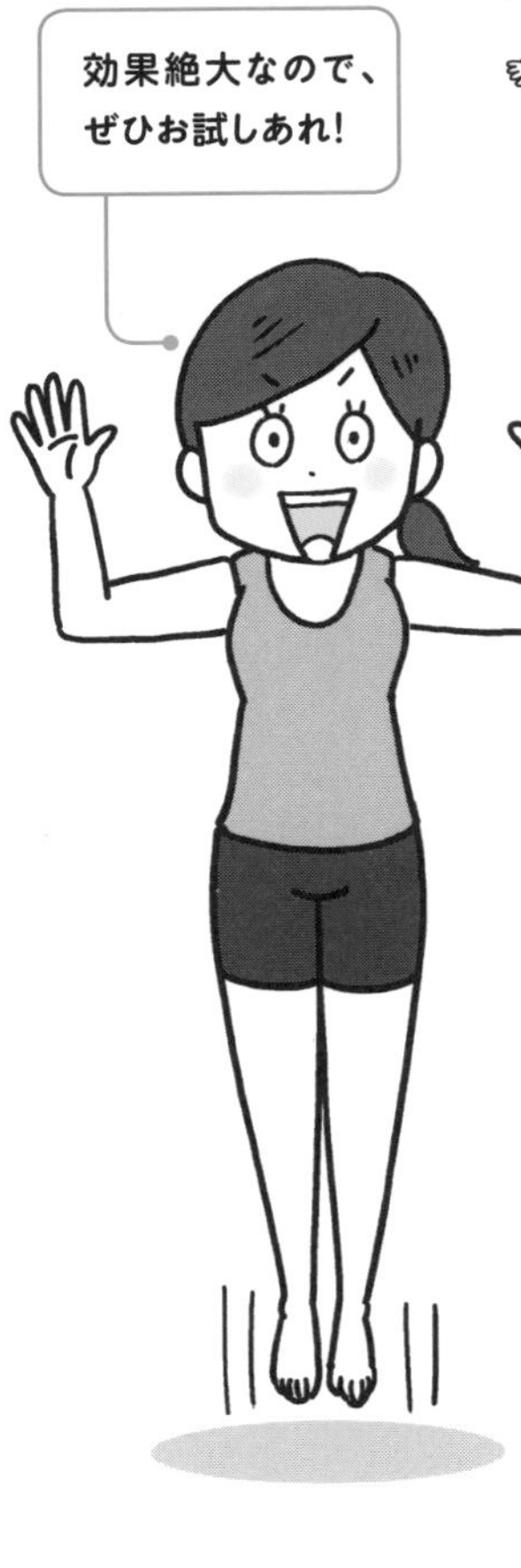

第5章

ぴょんぴょん体操で、もっとからだとなかよくなれる!

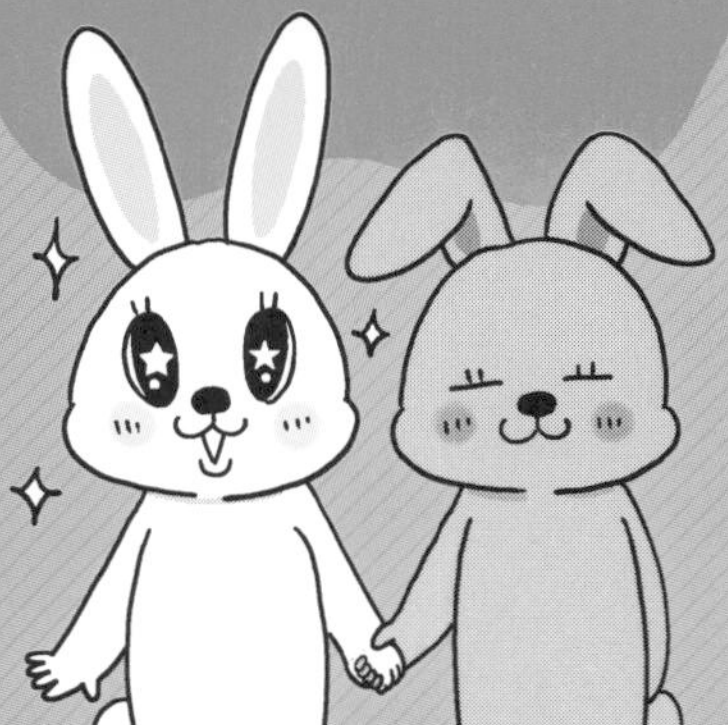

快眠を邪魔する「足のむくみ」を解消

「ぴょんぴょん体操」は、基本的には1日1回跳ねるだけでも、自律神経を安定させることは十分に可能です。しかし精神やメンタルをより安定させたい人には、1回1分、それを1日3回やってみましょう。

というのも、からだをある程度疲れさせることが目的だからです。少しでも長い時間で跳ねることができれば、それなりの体力や筋力を消耗しますから、普段から寝つきが悪かったり睡眠の浅い人は、適度な疲れから入眠にも時間がかからなくなります。

さらには睡眠自体の質も高くなり、何度も目を覚ますことも少なくなるので、当施設のクライアントの中には「夢すら見なくなった！」という人までいます。

また筋肉が緊張していると、頭も神経も休まらないため寝られなくなります。軽く運動をして筋肉がほぐれれば、思考も落ち着き、神経の高ぶりもおさまるため眠りやすくなります。

また睡眠の質を下げるもうひとつの要因として、頻尿が挙げられます。夜間に1回

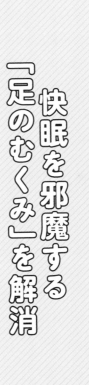

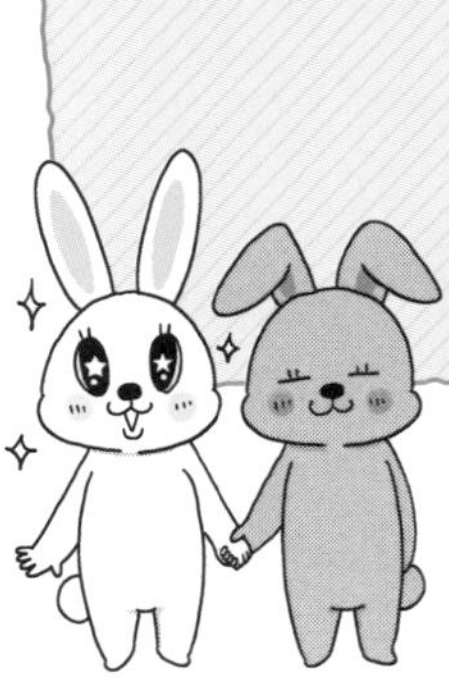

起きる程度ならまだいいですが、2度も3度も起きてしまうようでは、そのつど睡眠も妨害されてしまい、しっかりと寝た感じが得られないため自律神経が乱れます。

夜間頻尿の回数を減らす方法として、入眠前に足のむくみを取っておくという考えも、たいへん合理的で有効です。

なぜなら、足のむくみを放置したまま寝てしまうと、横になったときに足に溜《た》まっていた水分が水平移動し、腎臓で濾過《ろか》され尿になるからです。

入眠の3~5時間前にでも、「ぴょんぴょん体操」であらかじめ足のむくみを取っておけば、夜間頻尿の回数を減らすことも可能になるのです。

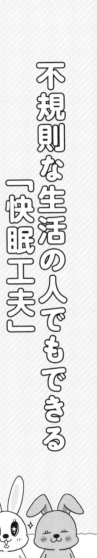

不規則な生活の人でもできる「快眠工夫」

自律神経は、昼は活動し夜には休息するようにプログラムされています。しかし現代では多くの人が、夜遅くまで起きていたり、仕事をしているのが現状です。

自律神経を狂わせる黒幕として、深夜に取り込んでしまう視覚からの刺激について第2章でお伝えしましたが、同様に、**深夜の食事も自律神経のバランスを乱します。**

どうしても深夜に食事をとらなければならない状況にある人が、自律神経のバランスを整える場合、環境に左右されることなく「質の良い睡眠」を取ることが必須になります。外からの騒音などに影響を受けることなく、質の良い睡眠を獲得するためのポイントは、深夜の就業中にある程度の運動性を持つことです。

ひとつの方法としては、**就業開始から終了までのちょうど中間あたりで、1~2分程度でもぴょんぴょん体操を行うこと。**たった数分であっても、まったく運動性を持たなかった日よりも睡眠は深くなります。良い睡眠のためにも、就業中に少しでも運動による「筋疲労」を稼いでおくべきなのです。

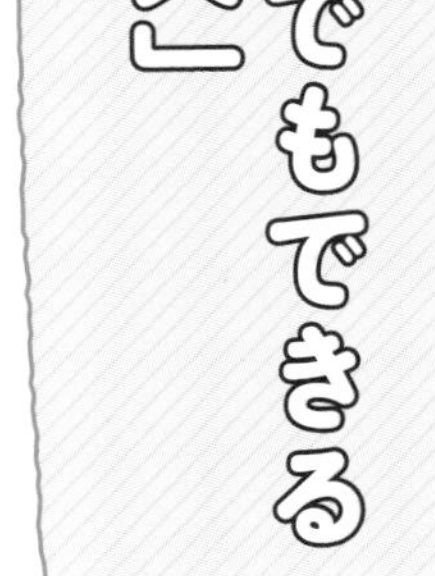

異常な手汗にも「脳と末端の交通整理」が有効

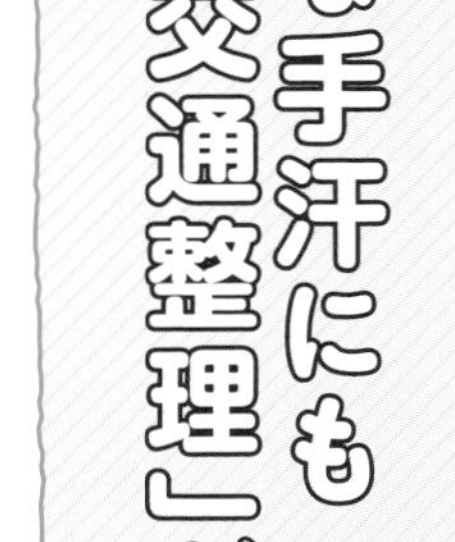

「手汗」に悩む人は以前から多数いましたが、最近では手汗・足汗に加え、ワキ汗・頭汗の多い人も増えています。

もちろんそれらの原因が、元々の汗腺数の問題であれば、自分で取り組むことができる具体的な解決策はないようにも思えますが、くわしく話を聞いてみると、案外その要因は汗腺数の問題だけではないようです。というのも、中学〜高校あたりまで多汗症はなかった、というクライアントも多いからです。

汗腺の数が決まるのは0〜3歳ですから、もし汗腺の数が多いだけの問題であれば、中学でも高校でも同じように汗は出ていたはずです。

こんな場合でも、やはり多汗の原因として考えられるのは「自律神経の失調」です。

自律神経の大ボスである視床下部《ししょうかぶ》からは、適切な量の汗が分泌されるよう正しい指令がちゃんと出ているのに、神経ルートの中継地点でもある「交感神経幹《こうかんしんけいかん》」や「自律《じりつ》

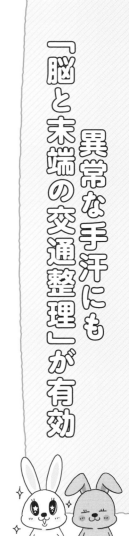

神経節《しんけいせつ》」もしくは直接の元凶でもある手のひらの汗腺コック（水道の栓のようなもの）のどれかが、どうもその指令を聞き間違えている可能性があります。

たとえば視床下部では「手のひらの汗腺を40％稼働させてください」と指令を出したのにもかかわらず、手のひらの汗腺自体は「80％で稼働させる？」と聞き違えているのかもしれません。

もしくは視床下部から汗腺までのあいだのどこかに不具合があり、指令の誤作動が生じてしまっている可能性もあります。第3章で説明した、背骨の両脇にある交感神経幹の引っぱりや伸展など、構造的な問題が原因による神経伝達の不具合も考えられます。

先に、脳から正しく指令が出ていても、途中の神経伝達がうまくいかずに末端の血管が開かないというしくみをお伝えしましたが、汗腺についても同じような不具合が起きていることが考えられます。

このように自律神経ルートのどこかが乱れてしまうと、手足末端の血管と同様に、脳からは正しく指令が出ていても、途中の神経ルートや末端の汗腺自体が、その指令を正しく実行できない場合があります。

このような場合、汗腺の働きをリセットさせるためにも、ぴょんぴょん体操を利用していただきます。**血管拡張と同様に末端から中心への逆行的アプローチをくり返すことで、自律神経が正常なバランスを取り戻せるようになります。**

安静時＝交感神経が働く必要はない（この場合では汗腺を閉じる）
運動時＝交感神経が働くべきとき（この場合では汗腺を開く）

という、汗腺の理想的な働きを取り戻すためには、運動したら汗が出る→運動をやめれば汗は止まる、という、しかるべき働きにリセットされるまで、根気よく定期的に運動性を持ち続けることが大切です。

汗腺をリセットするには、どんな運動を選択してもかまいませんが、天候に左右されることなく、部屋の中でも短時間で、気軽に行える運動として、「ぴょんぴょん体操」はとても有効に使える手段です。

汗腺のバランス調整としてもぜひ、毎日1回でもいいですから、軽く運動する習慣を身につけてください。

寝すぎてしまった休日の得策

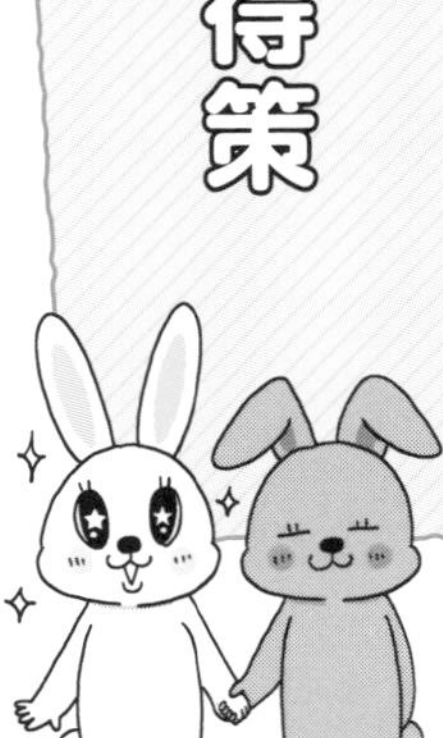

休日つい寝すぎたり、ダラダラと過ごしてしまったりすることは、よくあることです。

週に1回程度、1日だけであれば、そこまで自律神経に影響を及ぼすことはありませんが、毎日のように寝てばかりいると、副交感神経が優位になりすぎてしまい、倦《けん》怠《たい》感《かん》やだるさから抜け出せなくなってしまいます。

自律神経は、副交感神経に支配されすぎてもよくありません。

なぜなら、副交感神経に支配されすぎている状態は、外に出たくない、人と話したくない、コンビニの店員とすら接触をするのが面倒など、普通の社会生活が営めないほどの非活動状態に陥ることがあるからです。

ここまでの内容では、交感神経に支配されすぎることで精神のバランスが崩れ、うつ病などを発生させてしまうことを注意喚起してきましたが、じつは副交感神経に支配されすぎてしまうことで、度の過ぎた非活動状態をもたらすこともあります。

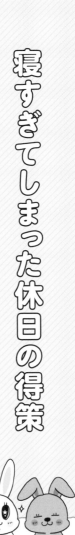

その状態では、内面や思考が内へ内へと向いてしまい、消極性の悪循環から、うつ病や精神疾患を引き起こしてしまうこともあります。

また副交感神経に支配されすぎていると、アレルギーやじんましんなどが出やすくなったり、下痢が続くなど、からだの働きが正常に機能しなくなることもあります。

さも交感神経だけが悪者で、副交感神経だけが大切であるかのように言及しがちですが、活発に行動・活動したいときには「交感神経優位」の状態が不可欠です。

交感神経優位では悪くいえば闘争、焦り、怒り、不安などの恐怖やストレスに苛《さいな》まれた状態ですが、いい意味では仕事をバリバリこなす状態。出世、やる気、達成、歓喜、大きな感動なども交感神経の為せる業《わざ》。つまり過剰でさえなければ、交感神経優位な状態は最高なのです。

ですから、休日1日だるい、何もしたくない、ひたすら眠いといった状態であれば、意図的に交感神経を優位にする行動をしてみるのもひとつの方法です。

意識して、呼吸を少し荒くしてみるのもいいでしょうし、連続的に全力でパンチをする動作をするのもアリです。

これによって交感神経が優位になり、副交感神経に支配されすぎていた自律神経のバランスが整います。

脳から血液と心配を「振り落とす」

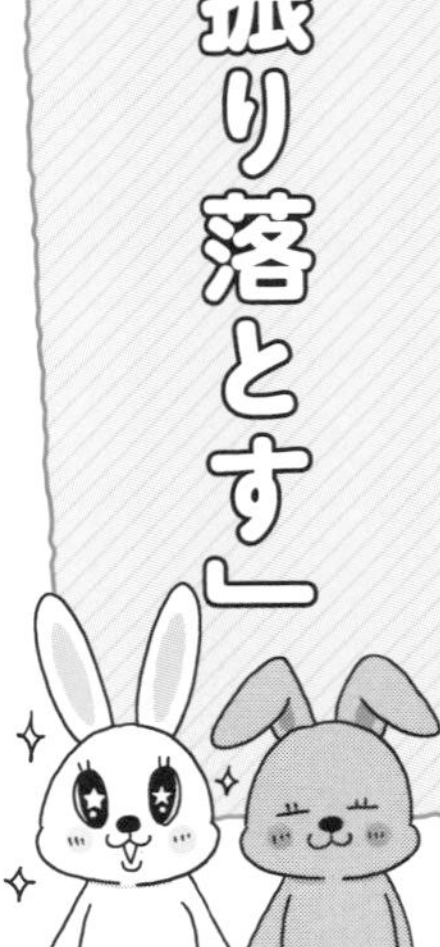

ストレスや不安に怯《おび》えている状態では、頭（脳）にばかり血液が集まっています。

人間の血液量は常に一定。運動や活動によって、腕や足、背中や臀部《でんぶ》などの筋肉などに血液が送り込まれます。**考えすぎてストレスになるというとき、脳に集まる血液を一時的に分散させることができれば、「そのこと」もあまり考えなくなります。**

運動の後気持ちが軽くなっていたり、気になっていた問題もあまり気にならなくなるのは血液の流れからも説明がつきそうです。運動により分泌される脳内物質の影響も大きいですが、単純に脳に血液が集まりすぎていることでも、ほんの些細《ささい》な問題や小さな悩みが、さも大きなことのように感じてしまいます。

自分に合った軽い運動習慣は、大きな不調を防ぐためにも効果的です。

頭の血がすーっと下がり、ココロとからだに抱え込んだ荷物をひとつずつ落とすイメージで、ぴょんぴょん体操を行いましょう。

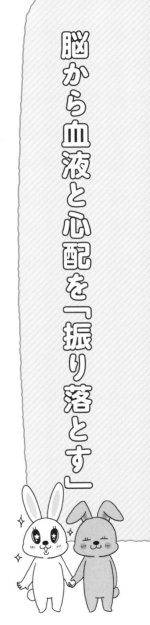

あとがき

私が25歳のときに好きだった女性は、重度の自律神経失調症でした。

整体家を志《こころざ》すなどつゆにも思わなかった、まだ音楽業界に身を置いていたころでしたから、当時の私には医学の知識などまったくありませんでした。しかしいても立ってもいられずに、「何か少しでも役に立てることがあれば！」と、近所にあった世田谷区の砧《きぬた》図書館へ通い詰め、ただただ彼女を良くしたい一心で、必死で自律神経に関わる書物を読みあさりました。インターネットもEメールも、ましてや携帯すらもまだなかった時代の話です。

あのときに、「こんな治し方があればな」「そんな治し方ないかな」と思っていたことが、それから20数年の時を経て、実際に誰もが行えるメソッドになり、さらには書籍としても発表できることになりました。当時の私からすれば、いまになって気がついても時すでに遅しですが、しかしこれをいまツラい時期にいる人、いま苦しんでいる人に届けることができれば、あの当時のがむしゃらな行動にも、少しは意味があったのでは、とも思えてきます。

いまにして思うのは、自律神経は複雑なようでいて、シンプルなしくみであること。難解なようでいて、じつは合理的に存在していることがわかります。

自律神経のバランスが乱れると、気にしなくてもいい些細《ささい》なことや、本来は不安にならないことにでも、不安を感じるようになります。ということは、裏を返せば、自律神経が整ってくれれば、あれほど不安に思っていたことでも、「じつはそんなに大したことではない」と思えるようにもなります。

残念ながら現代社会は、自律神経が乱れる「要素」で溢《あふ》れています。しかし、よほどの選択をしない限り、誰もがいまいる環境を変えることはできません。

ならば自分で対処・対応を工夫することでしか、自律神経を安定させ穏やかに暮らす方法はありません。

そんな思いで2009年に考案・開発したのがこの本でご紹介したメソッドです。

「足の向きを変えて跳ねるだけ!」——方法はじつにシンプルですが、これまでのクライアントによる統計数を見ても、また人体のメカニズムを理屈でひもといても、非常に理にかなった、自律神経を回復させるカンタンで究極の裏技です。

本書の「ぴょんぴょん体操」で、不定愁訴（＝原因不明の不調）スパイラルから解放される人がひとりでも増えれば、これまで私と関わってくださった、たくさんのクライアントの方々も、研究のきっかけをくれた彼女も、また私自身も報われます。

きっと何かのご縁で、もしくは偶然に本書を手に取られた方には、この出会いをきっかけに、ぜひ、メンタルが壊れにくい体質と、体調の崩れにくいからだを手に入れていただきたいと思います。

そして1日も早く、不安のない平静な暮らしを取り戻し、幸福感に包まれた穏やかな日々を過ごしていただきますよう、こころより願っています。

２０２１年夏　骨と筋代表　宮腰　圭

参考文献

・『構造医学解析（Ⅰ）』吉田勧持、エンタプライズ
・『カイロプラクティック総覧』Scott Haldeman（監訳：竹谷内宏明・本間三郎）、エンタプライズ
・『ネッター解剖学アトラス』Frank H.Netter（訳：相磯貞和）、南江堂
・『カパンディ　関節の生理学（Ⅲ）』I.A.Kapandji（監訳：荻島秀男、訳：嶋田智明）、医歯薬出版
・『図解 四肢と脊椎の診かた』Stanley Hoppenfeld（監訳：野島元雄）、医歯薬出版
・『脳からストレスを消す技術』有田秀穂、サンマーク出版

宮腰 圭（みやこし けい）

整体家。「骨と筋」代表。4万人以上の悩みを解決してきた人気整体師。地方や海外からわざわざ訪れる人も多いため、通院できないクライアントのためにセルフメソッドを多数開発。300種類もの体操を考案し「セルフメソッドの発明王」と呼ばれる。開業当初から著名人の来院も多く、各界の実力者からも支持を得ている。1969年秋田県生まれ。2006年に開業。著書に『1回30秒！座ったままやせる！足ぶみ下腹ダイエット』（池田書店）、『肩こり、首痛、ねこ背が2週間で解消！「巻き肩」を治す』『腰痛が4週間で解消！「大腰筋」を強くする』（サンマーク出版）など。

自律神経となかよくなる ぴょんぴょん体操

2021年8月10日　初版印刷
2021年8月25日　初版発行

著　者　　宮腰 圭
発行人　　植木宣隆
発行所　　株式会社サンマーク出版
　　　　　〒169-0075 東京都新宿区高田馬場2-16-11
　　　　　電話　03-5272-3166（代表）
印　刷　　共同印刷株式会社
製　本　　株式会社若林製本工場

ISBN978-4-7631-3936-8 C0075
サンマーク出版ホームページ　https://www.sunmark.co.jp